刘进平 ◎ 编著

肥胖的危害与科学减肥法

中国农业出版社

北 京

图书在版编目（CIP）数据

肥胖的危害与科学减肥法／刘进平编著 . —北京：
中国农业出版社，2019.11（2020.3重印）
ISBN 978-7-109-25816-7

Ⅰ. ①肥… Ⅱ. ①刘… Ⅲ. ①减肥-普及读物 Ⅳ.
①R161-49

中国版本图书馆CIP数据核字（2019）第181966号

中国农业出版社出版

地址：北京市朝阳区麦子店街18号楼
邮编：100125
责任编辑：李 蕊 王琦瑢
版式设计：杜 然 责任校对：巴洪菊
印刷：北京通州皇家印刷厂
版次：2019年11月第1版
印次：2020年3月北京第2次印刷
发行：新华书店北京发行所
开本：787mm×1092mm 1/32
印张：4.25
字数：61千字
定价：35.80元

内 容 简 介

　　全书共分 6 个部分。一是论述肥胖和超重的标准及变化趋势。二是论述肥胖对身体健康、工作和生活的危害。三是论述肥胖的原因，主要从不同国家或群体的饮食结构差异、遗传和生物学原因、疾病和药物、饮食不当、缺少运动、睡眠不足、环境原因等方面进行论述。四是论述饮食减肥法，主要针对减肥者最关心的几个问题进行论述，这些问题包括：从饮食的角度如何减肥？单纯节食或禁食减肥可不可取？吃素食能减肥吗？吃不吃早餐对减肥有什么影响？用小的盘子或碗盛食品能起到减肥效果吗？低碳水化合物饮食能更好地减肥吗？生酮饮食减肥效果怎么样？五是论述运动减肥法，内容包括久坐不动的危害及运动的一般好处，有氧运动对健康和减肥的作用，快速减肥的运动形式，如何在减肥的同时增加肌肉，以及性生活是否能起到减肥作用等。六是论述科学减肥法，内容包括成功减肥者有哪些性格特质，不同性别在减肥方面的难易，肥胖的人不容易减肥的原因，乱吃减肥药不科学，减肥的时机，减肥的公式，以及如何进行科学减肥。本书最后附录编者个人的减肥经历和感受。本书可供一般减肥者参考，也可用作为减肥培训课的教材。

前 言

　　肥胖对个人的身体健康、生活和工作有着严重的影响。随着城市化和人民生活水平的提高，儿童和成人的肥胖率不断攀升，已成为一个日益严重的公共卫生问题。如何科学减肥也成为社会大众日常关注的重要问题。但是很多人缺乏相关的科学知识，致使减肥无法奏效，或者因减肥方法不当而出现其他的健康问题。

　　为了给广大的减肥者提供参考，笔者参考国内外最新的资料，编成此书。在这里重点强调3个理念：第一，肥胖说明生活方式出了问题。因此，减肥绝不是单纯的降低体重，而是要彻底改变以往的生活方式。第二，正如运动永远不晚一样，减肥也永远不晚；肥胖者任何时候意识到肥胖的危害，都可以开始减肥。第三，减肥的成功与否既取决于减肥者对肥胖危害的认识程度，也取决于减肥者的行动力和健康生活习惯的养成。对于一些人来说，减肥是长期的甚至是一生的战斗，因此，能否成功最终取决于一个人能否拥有健康的生活习惯。

本书共分 6 个部分。一是概述肥胖和超重的标准及其变化趋势；二是论述肥胖对身体健康、工作和生活的危害；三是论述肥胖的原因；四是论述饮食减肥法；五是论述运动减肥法；六是论述科学减肥法。附录中记录了编者个人的减肥经历和感受。

本书可供一般减肥者参考，也可用作减肥培训的教材。读者读后如有什么意见和建议，欢迎通过电子邮件（liu3305602@163.com）与作者交流。此外，限于篇幅，参考文献未能列入，读者如有需要，可来信索取。

刘进平

2019 年 5 月 21 日

目 录

前言

一、概　　述

（一）肥胖和超重的标准是什么？

世界卫生组织（WHO）官网上，给出了肥胖（obesity）与超重（overweight）的定义。超重和肥胖被定义为有可能损害健康的、异常或过度的脂肪积累。

在区分成年人超重和肥胖之前，先介绍一个体重指数（body mass index，BMI）的概念。BMI 作为身高体重指数，是指一个人的体重（以千克为单位）除以身高（以米为单位）的平方，单位为"千克/米^2（kg/m^2）"。WHO 对成年人超重和肥胖的定义如下：超重是指 BMI 大于或等于 25 千克/米^2；肥胖是指 BMI 大于或等于 30 千克/米^2。中国人 BMI 在 18.5～23.9 千克/米^2 为正常体重，24.0～27.9 千克/米^2 为超重，大于 28.0 千克/米^2 的则为轻度肥胖，超过 32 千克/米^2 为中度肥胖，超过 37 千克/米为重度肥胖。另外，还可用人体脂肪率（人体内脂肪含量的多少）来衡量，当男性体脂大于 25％，女性大于 30％就算肥胖。

那么什么是好的肥胖标准呢？国外有一项研究，BMI 不是衡量健康的最终答案，最好用卷尺测量腰围。因为 BMI 不考虑诸如肌肉质量等因素。肌肉比脂肪密度大，因此，用 BMI 来衡量肌肉发达的男性并不科学。此外，肥胖分为腹型肥胖（脂肪组织主要堆积于腹部，俗称"老板肚"或"啤酒肚"）和均匀型肥胖两种。腹型肥胖也称为中间肥胖（centrally obese）。腰围过大，对健康的威胁也大。研究表明，腹型肥胖者早死的概率大大高于常人。报告称，女性腰围最好小于 34.5 英寸①（87.63 厘米），男性则要小于 40 英寸（101.6 厘米）。不管你的身高和体重指数如何，男性如果腰围在 37 英寸（93.98 厘米）以上，女性的腰围为 31.5 英寸（80.01 厘米）或更多，就应该减肥。据 WHO 标准，男性腰围超过 94 厘米，女性腰围超过 80 厘米属于腹型肥胖。腰臀比（waist‐to‐hip ratio）由腰围除以髋围确定。腹部比臀部大的人腰臀比高。腰臀比大于 0.90

---

① 英寸为非法定计量单位，1 英寸＝0.0254 米。——编者注

的男性，和腰臀比大于 0.85 的女性被认为是中间肥胖。中国人体形较小，腰围衡量值也会相对较小；中国男性腰围大于 90 厘米，女性腰围大于 85 厘米，都属于腹型肥胖。而据中国肥胖问题工作组（WGOC）标准，中国成人男性腰围≥85 厘米，女性腰围≥80 厘米属于腹型肥胖。腹型/中间肥胖率在 40％～50％。

严格来说，腰围与身高和体重有关。为了简便起见，我国专家提出中国人的标准腰围计算方法。

男士标准腰围计算方法为：腰围＝身高×0.47

（身高 175 厘米的标准腰围应为：175 厘米×0.47＝82.25 厘米）。

女性标准腰围计算方法为：腰围＝身高×0.34

（身高 160 厘米的标准腰围应为：160 厘米×0.34＝54.4 厘米）。

（二）肥胖和超重人群的变化趋势

WHO 还给出了如下事实：自 1975 年以来，超重率在世界范围内不断增加，全世界的肥胖率几乎增加了两倍。2016 年，超过 19 亿成年人（18 岁及以上）超重，其中超过 6.5 亿人肥胖；成年人中超重比例达到

39％，肥胖比例达到 13％。另有报告称，2016 年全球大约 40％ 的成年人和 18％ 的儿童（5～19 岁）超重，相当于全球将近 20 亿成年人和 3.4 亿儿童超重。2015 年，估计有 400 万人死于超重。与超重有关的疾病对世界经济的影响估计为 2.0 万亿美元。

美国，肥胖症增加是一个公共卫生问题，超过 30％ 的人肥胖，超过 2/3 的人超重。英国 60％ 的男性和 50％ 的女性超重，其中 1/4 的男性和女性肥胖，这在过去 30 年中一直在增加。相比之下，1980 年只有 7％ 的成年人肥胖。2014—2015 年，治疗肥胖及肥胖引发的相关疾病使英国国民健康保险花费 51 亿英镑。大多数国家的超重率都迅速上升。其中一些低收入和中等收入国家增长最为迅速，这可能是"西方生活方式"蔓延的结果，这种生活方式包括食物能量密集、营养不良以及体育活动水平较低。国民财富是人口肥胖最明显的系统驱动因素，经济向更富裕经济的转变带来了导致肥胖的环境。国民平均收入每增加 1 万美元，成年人的体重指数就增加 0.4。然而，经济繁荣并不总是与超重相关；在亚太地区高收入国家，肥胖患病率相当低（4％～7％），这可能是由于低热量的传统饮食习惯及日常步行的原因。但在一些低收入国家，如一些太平洋岛国（40％～65％）和埃及（43％的妇女和24％的男性），肥胖症的患病率非常高。遏制肥胖率上升是世界卫生组织2025年的9个目标之一，目的是减轻不断增长的全球非传染性疾病（包括癌症）的负担。

据2017年英国著名医学杂志《柳叶刀》发表全球成年人体重调查报告，中国肥胖人口已达9 000万，超越美国，绝对数量达到世界第一。其中，男性肥胖人数4 320万人，女性肥胖人数4 640万人。而根据国家统计局和国家卫计委的数据显示，中国人的超重率和肥胖率均不断上升。1992—2015年，超重率从13％上升到30％，肥胖率从3％上升到12％。同时中国儿童和青少年的肥胖率也在快速增长，2002—2015年，儿童和青少年超重率从4.5％上升到9.6％，肥胖率从2.1％上升到6.4％。根据2015年中国肥胖指数，从地域上来说，北方肥胖指数35％，高于南方27％。最新研究表明，1/5的中国儿童超重或肥胖，而1995年只有1/20，这意味着中国过去20年儿童的超重和肥胖率增加了3倍。专家预测，随着目前大量儿童和青少年肥胖人数的增加，中国成人肥胖率也可能会大幅增加。

二、肥胖的危害

（一）肥胖对健康的危害

1. 肥胖会提高主要疾病的发病率并因此减少寿命

研究显示，肥胖、低体重指数与死亡风险增加有关，也就是说，太胖和太瘦对健康都不好。2018 年的一项研究发现，肥胖使美国的预期寿命缩短了一年，每年导致 186 000 人死亡。最新研究显示，肥胖可使男性预期寿命缩短 4.2 岁，女性预期寿命缩短 3.5 岁。另外一项研究显示，体型、身高和体重对女性寿命的影响可能比男性大得多。女性平均身高越高，研究开始时体重越低，要比那些又矮又重的女性长寿的可能性更大。不仅是人，犬也如此，超重的犬比理想体重的犬寿命短。研究结果显示，与理想体重的犬相比，超重的犬寿命缩短了 2.5 年。

死亡风险与一系列主要疾病的发病率增加有关。肥胖，或者说 BMI 在 30 千克/米^2 以上，死亡原因主要与心脏病和癌症的发病率增加有关。心血管病发病风险在 25 千克/米^2 的 BMI 基础上每增加 5 千克/米^2，就增加 29%。肥胖成为女性癌症的主要原因，还可导致其他慢性疾病，包括呼吸道疾病、肝脏疾病和糖尿病。研究还显示，体重不足则与痴呆、阿尔茨海默症、心血管疾病和自杀倾向有关。而 BMI 维持在 21～25 千克/米^2 范围内，则发病率最低。无论任何年龄，过瘦者（BMI 低于 18）早亡风险都比正常体重者高 1.8 倍。

世界卫生组织罗列了超重和肥胖常见的健康后果。其中 BMI 升高是非传染性疾病的主要危险因素，并且非传染性疾病的风险随着 BMI 的增加而增加。例如，心血管疾病（主要是心脏病和中风）、糖尿病、肌肉骨骼疾病（尤其是骨关节炎——一种高度致残的关节退行性疾病）、一些癌症（包括子宫内膜癌、乳腺癌、卵巢癌、前列腺癌、肝癌、胆囊癌、肾癌和结肠癌）等。

相反，有证据显示减肥或减重越多，健康效益越大。如果超重或肥胖，即使减去一点也比没有好。超重者体重减轻 5%～10% 就有利于健康；减重越多，心血管风险也就越低。2018 年，《循环》杂志的一项研究认为，坚持5个健康的习惯可以使寿命延长大约10年。这5个健康习惯中，其中就包括保持健康的体重（体重指数在18.5～24.9）。因为肥胖与慢性疾病有关，包括2型糖尿病、心血管疾病和癌症，这些都会缩短人的寿命。另外4个健康的习惯包括健康饮食（如地中海饮食法，即食用大量的水果、蔬菜、全麦、坚果和健康脂肪，而不是太多的糖、红肉或加工食品）、经常锻炼、限制饮酒和禁止吸烟。

2. 肥胖会增加患癌症的风险

2012年，超重引起的癌症占全世界所有癌症的3.9%，这一比例从低收入国家的不到1%，到某些高收入西方国家以及中东和北非国家的7%或8%不等。根据美国癌症协会的研究，在引发美国癌症的所有因素中，超重占8%，在所有癌症死亡的诱因中，超重占7%。超重和肥胖会增加13种癌症的风险：乳腺癌、大肠癌、子宫体癌、食道癌、胆囊癌、肾癌、肝癌、卵巢癌、胰腺癌、胃（贲门）癌和甲状腺癌，以及脑膜瘤和多发性骨髓瘤。最近，超重被认为是晚期前列腺癌以及口腔、咽喉癌的可能原因。此外，不管体重如何，腹部脂肪过多（即腰围较大）都会增加患结肠癌和直肠癌的风险，而且可能与较高风险的胰腺癌、子宫内膜癌和乳腺癌（更年期后妇女）有关。腹部脂肪还会降低肾癌生存率。近年来，肥胖引发的癌症比率在年轻人群中不断上升。研究表明，尽管癌症被视为老年病，但25～49岁的成年人中肥胖相关癌症的发病率上升速度要高于老年人。据报道，与50岁以上老年人相关的癌症在年轻人中的发病率越来越高。在美国最常见的20种癌症中，青年人中就有9种，其中，胰腺癌就与肥胖有关。研究表明，成人肥胖可增加胰腺癌的发病风险，而青少年肥胖会使以后患胰腺癌风险增加4倍。

3. 肥胖是心血管疾病的重要原因

超重和肥胖会导致一系列心脏和血管疾病。超重往往导致血压升高和心脏结构的改变，即使年轻人也如此。体重指数较高和体内脂肪过多与主动脉瓣狭窄及大多数其他心血管疾病的风险增加有关。因此，肥胖与超重的人多伴有高血压和心脏病。根据美国疾病控制和预防中心的数据，1/3的成年人患有高血压，而高血压是慢性肾病和心血管疾病（如脑卒中、心肌梗死和心力衰竭）的主要危险因素。大约30%的高血压病例可归因于肥胖，45岁以下男性因肥胖而患高血压的概率可能高达 60%。另一项研究表明，大约 78% 的男性高血压病例和 65% 的女性高血压病例可直接归因于肥胖。总之，高血压患者人数的上升与超重和肥胖的发病率的急剧上升有关。因此，肥胖也被认为是高血压高发的首要因素。研究显示，腹型肥胖或中间肥胖与心脏病有直接关系。腹腔内脂肪的堆积会直接影响血压和胆固醇升高，而超重或肥胖（尤其是内脏积聚脂肪时）是原发性高血压已知的重要危险因素；而临床数据也表明，中间肥胖者患高血压概率比正常人高 2.9 倍。研究发现，即使不超重，"大肚腩"也会增加心脏病发作或中风的风险。有一个所谓的"肥胖悖论（obesity paradox）"，即超重或肥胖不但不会增加患心脏病的风险，死亡风险低，并且可能是一种生存优势。事实上，新研究表明，当体重指数（BMI）超过 22～23 千克/米^2 时，心脏和血管问题的风险，如心脏病、中风、高血压等风险会随体重指数增加而增加。肥胖（尤其是短期内发胖或重度肥胖）者患冠心病的比例比正常体重者要高。因此，从年轻时起，努力实现或保持正常体重有助于防止将来发生心脏疾病。

4. 肥胖会增加患 2 型糖尿病的概率

1 型糖尿病与肥胖无关，但肥胖者患 2 型糖尿病的概率是正常者的 2～4 倍；腹型/中间肥胖者患糖尿病的概率比正常人高 3.3 倍。而英国的一份报告称，肥胖成年人患 2 型糖尿病的可能性是正常体重成年人的 5 倍。这是因为，脂肪细胞使身体对胰岛素（一种将血糖转化为人体细胞能量的激素，也是体内唯一能降低血糖浓度的一类激素）的敏感度降低，也就是产生了胰岛素抗性或抵抗（insulin resistance，IR），胰岛素在其靶器官的生物学作用降低。为此，胰腺需要大量合成胰岛素才能发挥正常情况下的功能。而当胰腺过度工作，其合成胰岛素的功能会逐渐衰竭，从而无法发挥胰岛素调节血糖浓度的功能。必然导致血液中持续超过正常范围的高浓度的葡萄糖，引发糖尿病。

5. 肥胖是脂肪肝最常见的原因

超过 75％ 的肥胖者患脂肪肝（fatty liver disease，FLD）的风险很高，大约 1/2 的肥胖者患有脂肪肝。不仅是成人，体重增加还对 8 岁以下儿童的肝脏健康产生负面影响。儿童 3 岁时腰围较大，8 岁时就会有非酒精性脂肪肝的标志。临床观察，腹型肥胖者脂肪肝的发生率较高。脂肪肝又称为肝脂肪变性，指脂肪肝是由肝脏内脂肪堆积过多所致。如果脂肪占肝脏的 5％，就称为脂肪肝。在没有大量饮酒的情况下患的脂肪肝称为非酒精性脂肪性肝病（non‐alcoholic fatty liver disease，NAFLD）。非酒精性脂肪性肝病的特点是肝内甘油三酯（intrahepatic triglyceride，IHTG）含量增加。脂肪肝是一种慢性进行性疾病，也可以同时或进一步发展成更严重的疾病，如非酒精性脂肪肝炎、肝硬化、肝纤维化和肝癌。脂肪肝没有明显的症状，通常只有在患上严重的肝脏疾病时才能确诊，这意味着定期检查肝脏有助于预防脂肪肝。通过减肥、运动及饮食调整可逆转轻度和中度脂肪肝。

6. 肥胖可导致睡眠呼吸暂停

虽然肥胖不是导致阻塞性睡眠呼吸暂停（obstructive sleep apnea，OSA）的唯一原因，但却是高危因素。60％以上的肥胖症患者出现过睡眠呼吸暂停，且肥胖程度越严重，病情也越严重。肥胖会使颈部和咽部堆积大量脂肪，导致上呼吸道狭窄，并出现部分阻塞或周期性完全阻塞，因此，肥胖者睡觉时常会打鼾，并有可能出现睡眠呼吸暂停的现象。脖子越粗或颈围越大，情况越严重。一方面，肥胖和超重会导致睡眠时呼吸困难；另一方面，一个有睡眠呼吸障碍的人，如果没有得到治疗，也可能会因此开始增加体重并导致肥胖。因为患睡眠呼吸暂停后，患者晚上睡眠不佳，白天出现嗜睡及能量代谢紊乱，这就会加重肥胖程度，并形成恶性循环。而阻塞性睡眠呼吸暂停会对多个器官和系统产生不利影响，与心血管疾病特别相关。与阻塞性睡眠呼吸暂停相关的几种疾病包括高血压、胰岛素抵抗、全身炎症、内脏脂肪沉积和血脂异常等。对于肥胖引起的睡眠呼吸暂停，最根本的治疗方法就是减肥。此外，研究表明肥胖改变了气道肌肉的功能，增加了患哮喘的风险。但肥胖导致的哮喘与气道狭窄并不与炎症有关。

7. 肥胖有可能导致抑郁

肥胖者患抑郁症的风险增加。先前研究表明，与那些不肥胖的人相比，肥胖的人患上抑郁症的可能性要高出 25%。最新的研究表明，肥胖是导致年轻人焦虑和抑郁的独立危险因素。肥胖与儿童和青少年患焦虑和抑郁的风险增加有关，这与传统的风险因素（如父母精神疾病的遗传和较低的社会经济地位）无关。与普通的同龄人相比，肥胖女孩患焦虑或抑郁的可能性高出 43%，肥胖男孩的焦虑和抑郁风险增加了 33%。肥胖不仅是身体问题，它还会引起心理问题。肥胖的人会发现自己被排斥、因给人以刻板的不良印象并且遭受歧视。发表在《肥胖》杂志上的一项新研究发现，肥胖者不仅受到侮辱，而且被公然不当人看待，这显示对肥胖的污蔑比先前所显示的更为极端。肥胖导致的不良自我形象、低自尊和社会孤立，这些都是抑郁症发生的已知因素。肥胖者携带的多余体重会导致慢性关节疼痛以及糖尿病和高血压等严重疾病，这些都与抑郁症有关。抑郁也会导致暴饮暴食，并最终导致体重增加和肥胖。大约43％的抑郁症患者是肥胖的。患抑郁症的人更容易吃得过多，爱吃不健康的食品，并且缺乏运动。肥胖和抑郁之间并非单向关系，抑郁症和肥胖有共同的危险因素，因此肥胖和抑郁通常同时发生，并进一步导致恶性循环。研究表明，肥胖和情绪问题（如情绪低落和焦虑），往往从7岁开始就一起发展。体重指数较高的儿童可能会经历与体重相关的歧视和低自尊，这可能会随着时间的推移而导致抑郁症状的增加，而抑郁可能通过增加高热量舒适性食物的情绪化进食、较差的睡眠模式和嗜睡导致肥胖。

8. 儿童肥胖可导致早熟

儿童肥胖可导致女孩青春期提早到来。对于男孩而言，研究结果并不一致。美国的一些研究发现，肥胖推迟了男孩的青春期，而另一项研究表明，只有超重而不是肥胖导致男孩早熟。相反，来自欧洲的研究结果显示，超重和肥胖的男孩青春期都会提前。最近的一项研究表明肥胖男孩比一般男孩更早进入青春期。智利圣地亚哥智利大学的研究人员报道，在调查的 527 名 4～7 岁的智利男孩中，全身肥胖和中部肥胖（或腹部脂肪过多）者与正常男孩相比，9 岁之前开始青春期的可能性更大。早熟（或性早熟）与可能出现的包括发育迟缓、行为问题和情感社会问题有关。女孩早熟与患糖尿病和乳腺癌风险增加有关。男孩早熟还可能与成年期更高的睾丸癌发病率有关。控制儿童肥胖流行可能有助于降低这些疾病风险。

9. 其他

除上述病症外，肥胖和超重还会导致其他的并发症，如炎症性疾病、关节疼痛、活动障碍等。近期的研究揭示，身体中部脂肪过多还与脑萎缩有关。超重或肥胖会使 60 岁以上老人大脑灰质减少，大脑皮层变薄，加速大脑老化至少 10 年，更有趣的是，肥胖还可祸及丈夫及后代。国外的一项调查表明，如果妻子超重，丈夫更容易患糖尿病。孩子的健康不仅会受到怀孕期间吸烟或喝酒的母亲的伤害，而且会受到父母的肥胖和饮食不良的影响。受孕前的母亲和父亲的饮食，以及他们是否严重超重，对孩子的成长、发育和长期健康都有着深远的影响。例如，父母中的一方或双亲的肥胖会增加后代患心脏病、中风、免疫疾病和糖尿病的概率。母亲肥胖被认为能提高炎症和激素水平，从而直接改变卵子和胚胎的发育，这会增加后代患慢性病的概率。在男性中，肥胖导致许多相同条件下精子的缺陷。

（二）肥胖引起就业歧视

英国公共卫生部估计，高达 1/3 的上班族肥胖，每年有 1 600 万天的病假是由肥胖引起的。据估计，美国因肥胖导致的生产力下降成本为 151 亿美元。此外，雇主对肥胖者存在负面的刻板印象，比如，他们通常被视为懒惰、缺乏自律、缺乏能力、缺乏责任心和缺乏动力，他们不太可能被视为有能力的领导者或具有职业潜力。肥胖员工的起薪通常较低，招聘成功率也较低——45% 的雇主表示，他们不太愿意招收肥胖候选人。一项关于就业歧视的研究发现，一个人越超重，就越有可能受到歧视。超重者受到就业歧视的可能性是正常体重者的 12 倍，肥胖者是正常体重者的 37 倍，严重肥胖者受到就业歧视的可能性是正常体重者的 100 倍。女性报告与体重有关的就业歧视的可能性是男性的 16 倍，这是因为部分服务行业存在一个"审美劳动"市场，在这个市场中，身体形象和相貌至少与能力同等重要。

（三）肥胖对婚恋的影响

大量的证据表明，身体或外表美丑对社会交往有着直接的、可预测的影响。虽然美的标准不是绝对统一的和纯客观的，但至少在某一时间范围内，在一个种族或小的社会群体内，还是有一个大概一致的判断。不管我们是否感觉到，在婚恋过程中总是会有挑剔外貌的情况存在。在这个"以瘦为美"的时代，那些肥胖的人在成年后婚恋时肯定会吃亏。研究表明，对于女性来说，这一趋势尤其明显。俗话说得好："一白遮三丑，一胖毁所有"，肥胖是很多人认为的最负面的形象问题。肥胖不仅仅使体形臃肿，还会带来其他相关的负面印象。日本的一个网站总结了女生对肥胖男生的负面印象：肥胖者会被认为汗味重、没有男子气概、穿着受限、自控力差，还会让人担心与肥胖的人吃饭，自己也会发胖。

此外，肥胖对成人性生活也存在影响。几项研究表明，体重指数较高的女性更容易患上性问题。一些研究者认为，这可能与生殖部位的血液循环不良有关。性生活困难可能导致性满意度下降和身体形象不佳。性功能障碍是肥胖的副作用，男性超重时可能会引起勃起功能障碍。这些男人可能因此而焦虑和存在不良的性行为。严重肥胖的男性也可能患上隐匿性阴茎综合征（buried penis syndrome），这种病症使阴茎包埋在皮肤褶皱之下。

无论如何，在婚恋中因肥胖而受到影响的，最好减肥。减肥的好处包括让你改善体形、增加活力和提高自尊，这些改变必然会对你的爱情生活产生积极影响。此外，如果你的体重导致抑郁，你可通过减肥提升你的身体形象，在减肥中获得的自信可能有助于改善你对自己的感觉。

三、肥胖的原因

肥胖和超重的原因相当复杂，既有社会或群体原因，也有个体原因；既有遗传原因，也有生活方式原因。另外，有些疾病和药物也会导致肥胖和超重，不同性别也存在差异。肥胖和超重的根本原因是摄入的热量超过消耗的热量所致。

肥胖有许多社会决定因素。大的方面而言，高脂肪、高能量、高密度食物的摄入量增加是一个原因。此外，日益城市化，工作方式和交通方式的改变导致身体活动欠缺是另一个原因。环境和社会发生变化，饮食和体育活动模式也发生变化，而卫生、农业、运输、城市规划、环境、食品加工、分配、营销和教育等部门缺乏相应的支持性政策。

（一）不同国家或群体的饮食结构差异

据 2017 年 5 月经济合作与发展组织的数据，西方

国家肥胖率普遍高于东方国家，如美国成年人肥胖率
38%，墨西哥 32%，新西兰 31%，匈牙利 30%，澳大
利亚 28%，英国 27%，但欧洲大陆国家肥胖率，普遍
低于 20%。相比之下，中国 7%，韩国刚过 5%，日本
不到 4%。这种不同国家肥胖率的差异很可能是饮食结
构差别所致，平均每日摄入热量较高的国家肥胖率自然
也高。美国和墨西哥饮食中多含有高果糖玉米糖浆，西
方国家普遍食用各类点心零食、蛋糕甜品、罐头食品较
多，酒精摄入较多。而中国人的饮食中，主食、蔬菜、
肉的比例相对较为平衡，酒精摄入量相对也较小；韩国
人食谱中蔬菜和鱼肉相对较多；日本人的食谱也类似，
鱼肉、蔬菜和主食的比例相对均衡。一般而言，东亚人
饮食相对清淡、均衡，海产品较多，这是东亚国家肥胖
率较低的原因。

世界卫生组织的一项调查发现，33% 以上的失业者
和肥胖或严重肥胖者来自最贫困的地区。这意味着社会
经济低层群体中的肥胖者比社会经济高层群体中的肥胖
者体重增加的速度更快。1997—2012 年，法国最低收
入群体的肥胖率是两个最高收入群体的 3 倍多。在发达
国家如英国，肥胖发展的趋势也在变化。一项研究显示

这种趋势近年来发生了逆转，英国目前穷人家的孩子比富人家的孩子肥胖。原因不外乎不同阶级之间饮食结构和生活习惯存在差异。

（二）肥胖和超重的遗传和生物学原因

据估计，有 400 多种基因与超重或肥胖有关。它们可能通过影响食欲、饱腹感、新陈代谢、体脂分布等来发挥作用。科学家对肥胖有关的基因和分子标记进行过相当多的研究。遗传是肥胖的一个重要原因。如果父母都肥胖，后代肥胖的概率可高达 80%。与肥胖相关的基因目前已知的有 AD/POQ、FTO、TMEM18、KCTD15、GNPDA2、SH2B1、MTCH2、NEGR1、AnkB、SRC－1、MC4R、LEP、LEPR、INSIG2、PCSK1、PPARG、DD 等。这些基因突变或表达水平变化会通过不同的机制使人发胖。例如，瘦素（leptin）是脂肪组织细胞产生的一种脂肪控制蛋白质，是一种抑制饥饿的激素。它可通过血液循环到达大脑，向身体发出停止进食的信号。编码该蛋白质的基因 LEP 突变将导致体内瘦素缺乏，成为严重的与早发性肥胖相关的隐性遗传疾病。另一个 DD 基因存在于大约 40% 的人群

中，与男性腹部增重有关；DD 基因携带者的腰围 10
年内将平均增长近 1 英寸（2.54 厘米），而没有这种基
因的男性只有不到 0.3 英寸（0.76 厘米）。与肥胖相关
的单核苷酸多态性（SNP）基因位点主要出现在神经递
质调节、下丘脑-垂体-肾上腺轴调节、免疫介导的炎症
反应通路中，携带有 $TNF-\alpha$、$IL1b$、$IL4$ 和 $IL6$ 基因
的 SNP 可以提高患肥胖综合征的概率。一项研究报告
称，18% 的苗条身材是由 DNA 决定的。

表观遗传机制也影响到肥胖。肥胖患者的功能失调
性脂质代谢与更高的全身炎症、糖尿病、心血管疾病甚
至癌症有关。研究表明，与脂代谢相关的基因——脂蛋
白脂酶（$Lipoprotein\ lipase$，LPL）——在患有代谢性
疾病的肥胖人群中甲基化水平高于健康人群。摄入的脂
肪被组织储存还是消耗，LPL 基因至关重要，因此，
这个基因的功能障碍会导致血液中积累高水平的甘油三
酯。DNA 甲基化是一种调节基因是"开"还是"关"
的机制，受遗传、环境因素、生活方式和营养习惯的
影响。

表观遗传机制控制着不同基因的活性，因而在疾病
发展中起着重要作用。同样，表观遗传模式也受到疾病

的影响。遗传物质 DNA、年龄、运动和饮食的变化也会对表观遗传变异产生影响。破坏表观遗传机制可能导致肥胖和 2 型糖尿病等疾病。还有研究表明，肥胖可通过表观遗传的方式遗传给下一代。这种表观遗传方式不是因为遗传物质 DNA 碱基变化，而是由于环境引起的基因表达水平改变的遗传。因此，母亲的生活方式可能对孩子是否肥胖有较大影响。另一项研究表明，这种遗传方式可以解释为什么有些人天生就有"啤酒肚"。有些人在重要器官周围沉积所谓的内脏脂肪（visceral fat），而另一些人在四肢、臀部和其他部位沉积所谓的皮下脂肪（subcutaneous fat），这对体形和健康有很大影响。分析表明，脂肪的去向取决于胎儿时的营养状况。那些在子宫内营养最差的人——近似于低出生体重——最有可能在腹部积聚内脏脂肪。体重过轻、营养不良的婴儿更容易沉积内脏脂肪。

激素或荷尔蒙变化也是肥胖的生物学原因之一。瘦素在我们吃的足够多时，让大脑产生饱胀感，从而停止进食。但食用高脂肪饮食或过量饮食都会导致瘦素抵抗——感觉不饱并继续进食，从而导致肥胖。其中，肠内分泌的激素胃抑制性多肽（GIP）可通过血液到达大肠来抑制瘦素。一般人随着年龄的增长，新陈代谢变慢，脂肪就会堆积在身上。脂肪有内脏脂肪和皮下脂肪两类。内脏脂肪是附着在肝脏和胰腺等内脏器官上的脂肪，而皮下脂肪是能用手指捏到的表皮下脂肪。内脏脂肪才是真正的麻烦所在，因为这类脂肪可导致代谢综合征，如肥胖、高血压、高空腹血糖水平，甚至糖尿病。女性在年轻的时候由于卵巢雌激素的作用可以防止体重增加。更年期（绝经后）或体外受精的妇女会因为雌激素减少，脂肪代谢能力降低，而积聚腹部脂肪。对于男性而言，睾丸激素缺乏（性腺机能减退）的男性肥胖也很常见。

但是，我们说肥胖有遗传和生理原因，并不表示肥胖是个人后天努力无法改变。即使肥胖有遗传和生理方面的因素，那也主要是由于不良的生活方式引起的，所谓"内因通过外因而起作用"。另外，肥胖者中只有极少数由其内在的生物学因素所致，而绝大多数肥胖与久坐不动的生活方式及大量摄入高热量食物有关。研究发现，对于50多岁的绝经后妇女，能成功减肥并保持体重的饮食行为中，最主要是减少含糖甜品和饮料的数量，其次是限制肉类和奶酪，以及多吃水果和蔬菜。

人到中年，一般会有"中年发福"现象。男性由于皮下脂肪与腹部脏器的脂肪堆积，导致腰围增加，肚子变大，俗称"将军肚"或"啤酒肚"，医学上称为腹型肥胖。女性一般伴随着绝经期到来，脂肪也会堆积，但堆积部位与男性不同，主要堆积在臀部和大腿上。中年发福不是好事，极容易诱发冠心病、糖尿病、高血压、高血脂、大脑动脉粥样硬化和其他心脑血管病等，严重时因心梗或脑中风而致残、瘫痪或猝死。由于男性多余的脂肪主要堆积在腹部脏器（特别是肝胆胰、胃肠等）处，因此，其危害比女性脂肪堆积在臀部和大腿上的危害要大。中年发福的原因是，随着年龄增大，人体的新陈代谢和基础代谢率下降（脂肪堆积和肌肉减少会进一步降低基础代谢率），同时，脂肪组织中的脂质代谢随衰老而降低，脂质周转（脂质或脂肪被消耗和储存的比率）下降，从而导致每日能量消耗减少。即使并不比以前多吃或少动，也容易发胖。如果缺少运动，过多食用高热量食品，则更容易使热量吸收大于消耗，增加肥胖机会。此外，女性绝经后雌激素水平下降，服用治疗糖尿病、类风湿关节炎与气喘等慢性病的类固醇药物也会导致肥胖。

儿童期肥胖可能会增加成人期肥胖的概率。流行病学研究发现，儿童期肥胖和成人期肥胖呈正相关。儿童期肥胖发展为成人期肥胖的概率为 5％～44％。其中，学龄前肥胖儿童有 26％～40％发展为成人肥胖，学龄期肥胖儿童有 42％～63％发展为成人肥胖。发展为成人肥胖的概率，肥胖儿童是非肥胖儿童的 2～65 倍。最新的研究表明，与成人体重指数（BMI）相关的遗传变异在 4～7 岁的儿童时期开始就发挥作用。这表明成人肥胖可能起源于儿童时期的这个关键阶段。因此，防止肥胖，要从娃娃抓起。一般儿童期肥胖多为单纯性肥胖症，也就是不是因为器质性疾病，而是因能量摄取超过能量消耗，导致体内脂肪储积而引起的。

（三）疾病和药物

根据美国国家卫生研究院的数据，大约 1/5 的成年人患有甲状腺功能低下症或甲状腺功能减退症（hypothyroidism），这会导致体重突然显著增加。此外，激素紊乱，如库欣病（Cushing's disease）也可以导致体重增加，但内分泌失调、体重增加可能不是唯一的症状，疲劳、虚弱、头痛、抑郁或易怒也都是这些激素紊乱的症状。

　　许多药物可导致体重增加。药物治疗可能导致高达15%的肥胖病例。其中，抑郁症药物（包括 SSRIs）和心脏病药物（β受体阻断剂）是两个常见的罪魁祸首。处方睡眠辅助药、止痛药，甚至一些抗过敏的抗组胺药都会导致体重增加。类固醇和睾酮增强药物或补充剂作用于荷尔蒙，也会刺激体重增加。

（四）饮食不当

　　引起肥胖和超重的生活方式主要体现在不健康的饮食和缺少运动两个方面。每天的输入（主要是饮食中的热量）与消耗（身体代谢和运动）可比作天平的两端，如果输入超过消耗，显然日积月累，体重就会增加，引起超重或肥胖。每天多吃一点或多喝一点虽然微不足道，但热量随着时间推移而增加，长此以往就会产生累积效果。

　　不良饮食不仅会导致肥胖和超重，还是导致人们死亡的危险因素。《柳叶刀》最近的一项研究显示，2017年全球 1/5 的死亡人数（相当于 1 100 万人死亡）与饮食不良有关，其中 1 000 万人死于心血管疾病，91.3 万人死于癌症，近33.9万人死于2型糖尿病。2017年全球所有与饮食相关的死亡病例中，高钠饮食、低全麦饮食和低水果饮食占了一半以上。不良的饮食习惯导致的死亡人数比世界上任何其他危险因素都要多，并导致了世界各地的人们出现一系列慢性病。2017年，全麦、水果、坚果和种子等摄入过少，比反式脂肪、含糖饮料、红肉和加工肉类等摄入过多造成的死亡人数更多。坚果和种子推荐量为21克/天，但世界的实际消费量只占推荐量的12%（平均每天摄入量为3克）；含糖饮料推荐量为3克/天，但实际消费量超过推荐量的10倍左右（平均每天摄入量为49克）。在中国、日本和泰国，高钠摄入（每天超过3克）是导致死亡和疾病的主要饮食风险。在美国、印度、巴西、巴基斯坦、尼日利亚、俄罗斯、埃及、德国、伊朗和土耳其，全麦摄入量低（每天低于125克）是导致死亡和疾病的主要饮食风险因素。在孟加拉国，水果摄入量低（每天低于250克）是主要的饮食风险，而在墨西哥，坚果和种子低摄入量（每天低于21克）在饮食风险因素中名列第一。

1. 糖或碳水化合物是导致肥胖和超重的罪魁祸首

100年前，糖还是稀罕物，因此价格非常昂贵，那时胖人很少，与肥胖和超重相关的心脏病发病也较为罕见。第二次世界大战之前，美国、澳大利亚和英国的肥胖者并不常见。大多数食物都是在家里或以传统方式烹调的。糖不是没有，只是很贵。可乐、巧克力、糕点、饼干等甜食对大多数人来说都是难得的享受。然而，今天糖很便宜，随处都可以买到，糖能加到一切食品和饮料中。在美国，高果糖玉米糖浆（HFCS）是一种令人上瘾的甜味剂，现在被添加到大多数加工食品和饮料中。有资料称，含糖饮料消费增加是导致肥胖流行的主要原因，一杯饮料的热量可以达到 100 至几百卡[①]（如 1 罐 375 毫升的罐装可乐的热量约为 147 卡，而 1 罐 375 毫升雪碧的热量约为 105 卡）。而且这种"液体糖果"给人的感觉不像吃了固体食物那样饱，所以还能继续吃吃喝喝。

你的肝脏会把你吃喝的每样东西中的糖转化为脂肪。且大量的糖分短时间内进入血液，会引发胰岛素生长因子水平上升。起作用的不是糖本身，而是胰岛素，它能使能量储存在脂肪细胞中。75％～80％的肥胖都是胰岛素造成的。你吃的糖越多，就越容易发胖。在几种

---

① 卡为非法定计量单位，1 卡≈4.184 焦。——编者注

不同糖类（蔗糖、葡萄糖、半乳糖、果糖等）中，果糖是导致大多数肥胖和消化问题的因素。当你吃了足够多的食物后，你的肠道或胰腺会释放一种荷尔蒙，让你感到饱足，然而果糖绕过"感觉饱足"的机制（"feel full"mechanism），而且，你的肝脏会将果糖迅速转化为脂肪。研究发现，在人们获得糖分多的国家，糖尿病发病率也较高。每人每天摄入 150 千卡的糖，糖尿病患病概率就会上升 1.1%。高水平的血液甘油三酯，还会导致心脏病。

这还不是主要的，糖使人容易发胖的原因是它能使人上瘾。一旦你上瘾了，糖就和酗酒、尼古丁、咖啡因、海洛因、吗啡或其他成瘾物质一样难以停止。研究显示，只吃了 5 天的垃圾食品的老鼠，宁愿饿也不愿再吃之前的健康饮食。大多数超重的人一生都对糖上瘾。加工食品工业靠糖而兴旺。某种程度上讲，"吃脂肪会使你发胖，所以买低脂食物"是商家给你的误导信息，真正的原因可能是各种加工食品和饮料中的糖分。添加的糖经常在食品标签上用碳水化合物和各种不同的名称伪装。

据研究，糖成瘾的后果不只是肥胖和超重，还可能使人容易患代谢综合征或 2 型糖尿病、心血管疾病如高血压（因为果糖可立即增加血小板的黏附性和促进凝血）、蛀牙、中风、免疫系统抑制（果糖和一些别的糖会导致你的皮质醇水平急剧上升）、精神紧张（升高的皮质醇使你更容易产生压力）、潮热和更年期困难的其他症状、多囊卵巢综合征、勃起功能障碍、不孕不育、痛风、肾病、痴呆和阿尔茨海默病、抑郁、焦虑、癌症、脂肪肝、肝硬化、由果糖引起的肝衰竭、快速衰老、皮肤差（胰岛素生长因子水平上升，会使表皮过度角化、皮脂分泌增加，堵塞毛孔，形成痘痘；另外，糖对胶原蛋白还有糖化作用，这会让胶原蛋白劣化，从而使皮肤弹性降低、肤色发黄）、矿物质消耗等。研究表明，饮用含糖饮料与体重增加、2 型糖尿病以及其他心脏代谢疾病（如心脏病和中风）有关。最新的研究还表明，经常饮用含糖饮料，如苏打水、运动饮料和果汁，会增加过早死亡的风险，过早死亡的主要原因是心血管疾病，其次是癌症（主要是结肠癌和乳腺癌）。与每月喝含糖饮料少于 1 次（1 标准杯、瓶或罐）的女性相比，那些每天喝 2 次以上的女性的过早死亡风险增加了 63%；这样做的男性风险增加了 29%。另一项研究表明，与每天摄入少于总热量 5% 的含糖饮料相比，每天摄入10％或更多的人死于冠心病的风险要高44％，比任何原因导致过早死亡的风险要高14％。含糖饮料会增加胰岛素抵抗，这会增加患心血管疾病的风险，而果糖的摄入会刺激产生与腰部增重相关的激素，这也是心血管疾病的另一个危险因素。研究指出，高含糖饮料消费量与癌症风险增高之间可能存在关联。每天增加100毫升含糖饮料的消费量可将一般癌症风险提高18％，乳腺癌风险提高22％。最近《科学》杂志上的一项研究表明，每天摄入适量的高果糖玉米糖浆（相当于人们每天喝大约12盎司①或354.84毫升含糖饮料）可以加速小鼠肠道肿瘤的生长，并且这种加速生长不依赖于肥胖。

既然吃太多糖会导致许多慢性病的发生，那么每天摄入多少添加糖（额外添加的、非食物本身自有的糖分，比如白糖、红糖、蜂蜜等）才好呢？美国心脏协会建议，男性每天不应该食用超过9茶匙的添加糖（150卡或36克），女性应该将每天的摄入量限制在6茶匙（100卡或25克）。世界卫生组织和美国政府的《饮食指南》稍微有些宽松：添加的糖应该占你每天热量的

① 盎司为非法定计量单位，1盎司≈28.349克。——编者注

10％以下。成人每天添加糖的摄入量要控制在 50 克或 12.5 茶匙以内，最好不超过 25 克。但是一瓶 500 毫升的冰糖雪梨汁含糖量就有 63 克，一罐 12 盎司或 354.84 毫升的百事可乐含糖量有 41 克，一个甜筒含糖量也有 20 克。

不仅是含糖饮料和高糖饮料会使人超重或肥胖，新的证据表明喝无糖饮料或减肥饮料（diet drink）也能增加体重，而选择低热量的碳酸饮料或苏打饮料更有可能摄入额外的能量。据研究，喝无糖饮料的青少年每天额外摄入 196 卡。青少年喝含糖的碳酸饮料（像普通的可乐），每天多摄入 312 卡。与喝水者相比，那些同时饮用无糖饮料和普通饮料的青少年每天额外摄入 450 卡的热量。因此，专家建议"水应该被推荐为儿童和青少年的最佳选择。"一项调查表明，每天喝两杯或以上任何类型苏打汽水（soda）的人死于任何原因的风险都高于每日喝不到一杯苏打汽水的人。每天喝两杯或以上含糖软饮料死于消化系统疾病的风险更高；而每天喝等量减肥饮料死于心脏病的风险更高。最新研究表明，不仅是含糖饮料，甚至 100％的天然果汁，喝多了都会增加早死的风险。过量饮用果汁可能导致早死风险增加 9％～

42%。尽管果汁不像含糖饮料那样有害，但对于儿童和成人，尤其是那些希望控制体重的人来说，果汁的消费量应该有所减少。根据美国儿科学会和美国《饮食指南》，对1～6岁儿童应将每天的果汁摄入量限制在6盎司（177.42毫升）之下，而7岁及以上儿童、青少年和成人应将每天的果汁摄入量限制在8盎司（236.56毫升）之下。

酒精就像糖一样是碳水化合物，一样含有热量。喝大量的酒精可以减缓身体的脂肪燃烧过程。酒精能提高人体的胰岛素水平，使肝脏把能量储存在脂肪细胞中，并导致肥胖和超重。酒精还是公认的脂肪肝病因。

2. 脂肪等成分也不容忽视

反式脂肪、饱和脂肪和植物油的主要成分为 ω-6-脂肪或 ω-6 多不饱和脂肪酸（omega-6 fats 或 omega-6 polyunsaturated oils），这 3 种类型不健康的膳食脂肪与炎症有关，从而导致腹部脂肪过多。许多不同食物之所以容易使人腹部积累脂肪，是因为它们含有这些不健康的脂肪。反式脂肪（trans fat）常见于包装食品和煎炸食品；饱和脂肪常见于加工肉类和高脂肪肉类（如猪油）、全脂乳制品（如黄油、奶油）和一些糖果；ω-6-

脂肪常见于大豆油、红花油（safflower oil）和玉米油。

减肥需要限制总脂肪摄入量，使其不超过摄入总能量的 $20\%\sim35\%$。但是，并非所有的脂肪都对人体有害。通常应该限制饱和脂肪和反式脂肪的摄入量。油炸食品脂肪含量高，人体消化油炸食品需要更长的时间。加工肉类含有很多饱和脂肪和很高的热量。这些食品不仅对胃有害，而且还可能导致心脏病和中风。而不饱和脂肪酸尤其是多不饱和脂肪酸更多情况下是摄入不足或比例不当。

不饱和脂肪包括多不饱和脂肪（ω-3脂肪和ω-6脂肪）和单不饱和脂肪（或ω-9脂肪），在摄入适度的情况下是健康的，且会使减肥更容易。

ω-3脂肪可分为必需的ω-3脂肪酸和长链ω-3脂肪酸两大类。必需的ω-3脂肪酸中，α-亚麻酸（ALA）是唯一必需的ω-3脂肪酸。它存在于多种植物性食品中，在核桃或胡桃（walnuts）、大麻籽（hemp seeds）、奇亚籽（chia seeds）、亚麻籽（flaxseeds）中最丰富。长链ω-3脂肪酸中，二十碳五烯酸（EPA）和二十二碳六烯酸（DHA）两种最著名，它们主要存在于鱼油和脂肪鱼中，也存在于海鲜、藻类和海藻油中。ω-3脂肪是人体大脑发育所需的基本脂肪，它也有助于降低患心脏病的风险。其中EPA和DHA参与许多重要的身体功能，并在大脑和眼睛发育和功能中发挥了特别重要的作用。研究表明，保持足量的EPA和DHA也有助于预防炎症、抑郁症、乳腺癌和注意力缺陷多动障碍（ADHD）。好的ω-3脂肪来源包括亚麻籽、核桃、鲑鱼、鲱鱼、金枪鱼、鲭鱼、沙丁鱼和其他多脂鱼。有研究表明，在饮食中摄入大量的ω-3脂肪可能有助于增强饱腹感，更容易减肥。或者ω-3脂肪可以通过降低食欲和加速脂肪燃烧来帮助减肥，尤其是与低热量饮食和锻炼结合时更是如此。但也有研究表明，食用ω-3补充剂的人和服用安慰剂的人在减肥方面没有差异。

　　ω-6脂肪和ω-3脂肪一样也是人体所必需的，对健康至关重要。ω-6脂肪和ω-3脂肪的比例达到3：1时最佳，其中ω-6脂肪应该占一天总热量的5%～10%。但是大多数人在饮食中摄入量比他们需要的要多。美国人的日常饮食中存在过量的ω-6脂肪，ω-6脂肪是ω-3脂肪的20倍多。ω-6脂肪已经被证明可以增加食欲和体重，同时也可以加重身体组织的炎症。

增加癌症、心脏病和关节炎的患病风险。如果你想减肥，最好限制你的 ω‑6 脂肪摄入量。

单不饱和脂肪酸或 ω‑9 脂肪酸不是必需的，因为身体可以制造它们，但它们是最健康的脂肪类型之一，单不饱和脂肪酸丰富的饮食已被证明对健康有益。它们可能会增加你的高密度脂蛋白，或"好胆固醇"，而减少你的低密度脂蛋白，或"坏胆固醇"。有研究表明，从单不饱和脂肪中摄取适量脂肪的饮食可以帮助你像低脂饮食一样减轻体重，同时降低患心脏病的风险，因为它会改变胆固醇水平。最新研究发现，将饮食中的饱和脂肪替换为单不饱和脂肪可以逆转雄性小鼠的神经损伤并恢复神经功能，这有可能作为糖尿病（糖尿病神经病变）引起的神经损伤的一种潜在治疗方法。大部分脂肪应该来自单不饱和脂肪，这些脂肪应占总热量的12％～20％。其来源包括坚果、橄榄油、菜籽油、鳄梨和橄榄。

3. 其他

食用超加工食品会导致肥胖。所有健康饮食都强调吃新鲜的、完整的、未加工的食物，比如水果、蔬菜、瘦肉和全麦类或全谷类食品。超加工食品虽然美味可口、价格便宜、食用方便、制作简单，但研究表明食用超加工食品会增加热量摄入并导致肥胖。此外，超加工饮食会增加患心脑血管疾病（高血压、高胆固醇症、心血管病、冠心病和脑血管病等）、癌症和早死的风险。在美国、加拿大和英国等高收入国家，超加工食品已经占到总膳食能量的一半以上。超加工食品是指含有大量精制碳水化合物，添加大量配料（如糖、盐、染料、调味品、乳化剂和高果糖玉米糖浆）的食品，比如（蛋糊）果馅饼、西班牙（或拉美）辣味香肠、香肠、蛋黄酱、薯片（条）、比萨、饼干、巧克力、糖果、冰淇淋、人工甜味饮料、威士忌酒、杜松子酒和朗姆酒等。进食速度过快时大脑不会立即收到吃得足够多的信号，导致摄入热量过多。研究表明，人们对超加工食品比非加工食品吃得更快，大约每分钟多摄入 17 卡路里。与高度精制的加工食品相比，咀嚼和分解未加工食品需要更多的时间。

抗生素、加工食品、精制糖和白色加工面粉会导致肠道生物群受损，这也是超重和肥胖的一个原因。使生物群恢复平衡通常是控制饥饿欲望、不必要的食欲和许多消化问题的关键。

吃太多盐会使人短期内体重增加。因为钠的摄入会使身体保持水分，所以你连续几天吃很咸的食物，你可能会很快增加体重。餐馆的食物，尤其是快餐往往含盐较多。如果每天都吃外卖和餐馆的饭菜，这可能是你体重突然增加的原因。

在脂肪堆积之后，溴使减肥变得困难。溴化物与体内的脂肪发生反应，实际上使脂肪凝固并使人难以减肥。溴广泛存在于软饮料（可乐、苏打水、运动饮料）、食品（如白面粉）以及许多家用药品中。

4. 不良的饮食习惯

过量饮食总是会导致肥胖和超重。即使是适合减肥和低碳水化合物、高蛋白、低脂肪食物，长期过量饮食也会使总热量增加。因此，任何导致过量饮食的习惯都是不利的。

光顾餐馆的人吃得多、易肥胖。餐馆经常提供超量的饭菜。研究人员发现，餐重与能量含量之间存在显著相关性。他们得出的结论是，一些受欢迎的饭菜不仅比所需的量大得多，而且热量也更高。

人们在吃饭时喝酒会吃得更多。一个最简单的解释，为什么我们吃更多是因为喝酒时酒精降低了我们的抑制能力。有证据表明，酒精能影响与饱腹感有关的荷尔蒙。例如，酒精可能会抑制瘦素（一种抑制食欲的激素）的作用。酒精可以刺激大脑下丘脑的神经细胞，从而增加食欲。根据一项研究，大脑中的神经元通常被实际饥饿激活，引起强烈的饥饿感，但也可以通过酒精激活。酒精还可以降低血糖，这会导致我们渴望糖和碳水化合物。

对食物的渴望（food craving）——对吃某些食物的强烈欲望，也就是"嘴馋"，会破坏维持健康饮食习惯和体重的努力。"嘴馋"占饮食行为和体重增加的贡献多达11％，比遗传学原因贡献还要大。科学研究报告证实，这是一种条件反射，可以减少食量，并达到完全忘却。

安慰性进食（comfort eating）或情绪性进食也是导致肥胖的一个原因。情绪调节包括我们用来减少负面情绪和管理情绪的策略。它可以是运动、呼吸或冥想，也可以是饮食。有些人在压力或焦虑的情况下吃得比平时更少，但大多数人会增加他们的食量——最关键的是，增加垃圾食品（高热量、高糖、高脂肪食物）的摄入量。75％体重超重的人潜意识里把吃东西当做一种自我安慰的方式。我们感觉情绪化的时候，为什么我们要求助于食物呢？一些研究人员认为，当我们无法有效调节情绪时，情绪性进食是一种策略。也就是说，出于消除内心的压力或空虚、放松心情、社交等原因，而不是因为饥饿而进食，因此，比如吃零食和吃夜宵，都不是好的饮食习惯。研究表明，长时间的压力和吃高热量食物，要比那些在无压力环境中食用相同的食物更容易肥胖。这是因为大脑中一种由胰岛素控制的分子通路，可以促进额外的体重增加。情绪化饮食是一种应对情绪的策略，所以消除这种不良习惯的关键是要考虑情绪调节的其他方式，避免情绪性饮食导致肥胖。

有研究表明，夜间零食和嗜食垃圾食品可能导致不健康的饮食行为，并与睡眠不足和肥胖之间有潜在的联系。

（五）缺少运动

长期久坐的办公和休闲方式，每日运动量过小，是肥胖和超重的重要原因。显然，体重既取决于进食，也取决于消耗。不活动，不锻炼，消耗就少。当热量摄入超过热量消耗时，热量就以脂肪的形式贮藏起来。因此，日常生活中缺乏体育锻炼，或者生活习惯的改变，比如以前经常走路上下班，现在开车上下班，都会促进体重增加。原来经常运动或健身的人，一旦停止运动或健身后，肌肉质量就会下降，新陈代谢因此也下降，再加上消耗减少，也会很快增加体重。

非锻炼相关的体力活动（non‑exercise‑related physical activity），比如步行、站立、烹饪、清洁、园艺等，占每日能量消耗的一个重要的部分，因而在保持身材苗条方面发挥重要作用。2003 年的一项研究发现，日常生活的机械化虽然提供了诸多便利，如洗碗机、洗衣机、自动扶梯和开车上班时使用的汽车，但却导致每日能量消耗减少 111 卡。随着时间的推移，这同样会导致体重显著增加。随着智能手机的普及，手机的使用也降低了人们的活动水平。调查表明，每天使用手机 5 小时或更长时间，肥胖风险会增加 43%。

（六）睡眠不足

睡眠是一个非常活跃的过程，对身体恢复精力至关重要，实际上是最有效的休息方法。根据年龄，一般每晚的睡眠时间应该在 7～10 小时。美国疾病控制和预防中心数据显示，1/3 的美国人每晚睡眠时间少于 7 小时。据中国睡眠研究会 2016 年调查结果，中国成年人失眠发生率高达 38.2％，3 亿多中国人有睡眠障碍，且睡眠障碍人数逐年增加。中国睡眠研究会《2019 中国青少年儿童睡眠指数白皮书》显示，中国 6～17 周岁的儿童和青少年中，睡眠时间不到 8 小时者高达 62.9％。此外，据估计，40％～50％的更年期和绝经后妇女有睡眠问题（难以入睡或难以保持睡眠），因此，睡眠不足应引起高度重视。根据世界睡眠日统计，睡眠不足正威胁着全球 45％的人口的健康。

有人认为，大脑和身体可以适应并学会在睡眠较少的情况下发挥最佳功能。实际上，这是一个误区。这是因为身体要 4 个不同的睡眠阶段来完全恢复。其中深度睡眠对神经元的产生、肌肉的修复和免疫系统的恢复非常重要。

认为"随时随地都能入睡是健康的"同样是误解。随时随地入睡表明睡眠严重不足。睡眠不足时，大脑中一种称为腺苷的化学物质积聚时，人会感到困倦；保持清醒的时间越长，睡眠时间越短，腺苷水平就越高；睡得好，会减少这种化学物质，所以当你醒来的时候，你会感到精神振奋。

经常打盹和睡眠多梦也不好，因为这是非常轻、质量很差的睡眠。但睡得太多，也会损害健康。午睡太久会扰乱生物钟，而生物钟控制着身体的荷尔蒙、体温、饮食和消化，以及睡眠-觉醒周期。生物钟紊乱会增加患心脏病、溃疡、抑郁症、肥胖和某些癌症的风险。

睡眠打呼噜是睡眠呼吸暂停的标志。根据美国国家心脏、肺和血液研究所的数据，睡眠呼吸暂停是一种危险的睡眠障碍，会增加心脏病、房颤、哮喘、高血压、青光眼、癌症、糖尿病、肾病以及认知和行为紊乱的风险。

睡眠对健康至关重要，主要有 3 个方面：节约能量、帮助细胞恢复、帮助身体处理和适应环境。有大量的证据表明，每晚睡 5 小时或更少的时间会对健康有不利影响，包括增加心血管疾病和早期死亡率的风险。睡眠不足与心脑血管疾病的发生直接相关。睡眠不足与更高的癌症（女性乳腺癌和男性前列腺癌）风险和心血管疾病风险有关。2007 年一项研究发现，每晚睡眠时间从 7 小时减少到 5 小时或更少的人，死于各种原因，特别是心血管疾病的可能性几乎是前者的两倍。睡眠不足还与高血压、免疫力降低、皮肤老化、性欲缺乏（降低睾丸激素水平)，以及糖尿病、中风、痴呆和一些癌症的高风险有关。最新研究表明，夜晚睡眠不好会导致当晚和第二天的血压升高。睡眠不足还与糖尿病和其他高风险的代谢紊乱之间存在联系，甚至睡眠不规律都与代谢异常有关。

睡眠不足影响情绪和心理健康。研究表明，睡眠不足会导致情绪波动、易怒、偏执、抑郁、孤独，以及自我报告的幸福感降低等。随着时间的推移，这可能会导致严重的心理健康问题。与正常人相比，失眠者患抑郁症的风险是前者的两倍。睡眠不足会对认知能力产生负面影响。睡眠不足可能会对成年人的短期记忆和长期记忆产生负面影响，引起记忆力下降。睡眠不足或可引起神经元细胞营养不良、萎缩，甚至凋亡。仅仅一夜睡眠不好，就可能会导致更多与阿尔茨海默病有关的蛋白质在大脑中形成。喜欢熬夜的人有更大的死亡危险。对英国近 100 万人的一项为期 6 年的研究发现，夜猫子在这段时间内死亡的可能性高达 10%。那些熬夜的人糖尿病、心理健康疾病和神经系统疾病的发生率较高。他们更容易经历心理压力、使用毒品或酒精、没有足够的锻炼或睡眠。经常熬夜的人，患各种疾病（尤其是糖尿病和胰岛素抗性）的风险会增加，提高早死风险，而且工作时的精神状态也难如人意。

睡眠不足容易导致肥胖和超重。研究发现，平均每晚睡眠 5 小时或更少的女性与至少睡 7 小时的女性相比，前者增重的概率高 32%，肥胖高 15%。睡眠不足会增加大脑对高热量食物的反应，食欲提高使得睡眠不足的成年人更难维持健康的体重。睡眠不足会破坏内分泌平衡，减少对瘦身有益的生物碱，提高让人有饥饿感的生物碱，不利于控制饮食。睡得少的人晚上吃得多，体重增加，胰岛素敏感性降低。新的研究表明，对于那些睡眠不足的人而言，周末睡懒觉并不会得到弥补，反而更容易导致体重增加。

（七）环境原因

城市化可导致肥胖，尤其是儿童和低收入人群，这可能是由于高热量食品（尤其是快餐）食用增加、交通现代化（较少步行）、开放空间减少、大众媒体对不健康食品的营销增加，以及与工作相关的体力活动减少所致。但也有研究显示，大城市（人口为 100 万或以上）居民与小城市或农村居民相比，患肥胖症的风险要低得多。而根据《自然》杂志上一项最新研究，世界范围内农村地区的肥胖增长速度比城市快。1985—2017 年，全球女性的体重指数平均上升了 2.0 千克/米^2，男性平均上升了 2.2 千克/米^2，相当于每个人体重增加了 5～6 千克。在这 33 年中，农村地区的体重指数增长占全球增长的一半以上；在一些低收入和中等收入国家，农村地区甚至占增长的 80％以上。1985 年，3/4 以上国家的城市男性和女性体重指数高于农村男性和女性。随着时间的推移，许多国家的城乡体重指数之间的差距缩小，甚至逆转。这项研究的结果推翻了人们普遍认为的观点，即城市是导致全球肥胖率上升的主要环境原因。其原因可能是农村人口收入和受教育程度较低、健康食品价格较高且供应有限，以及休闲和体育设施更少等原因所致。

《柳叶刀公共卫生》杂志最近的一项研究发现，生活区 1 千米范围内有体育活动设施（包括健身房、游泳池和运动场）的人比那些没有的人体重更轻，腰围也更小。女性和高收入者的差异更大。生活区范围内是否有快餐店的效应则正好相反。

《国际肥胖杂志》2013 年的一篇文章发现，生活在高海拔地区的人肥胖率较低。这可能是因为氧气水平较低、海拔较高需要较高的代谢和交感神经系统激活（这可能会降低食欲）所致。

一些研究表明，不仅仅是食物使我们发胖。动物模型的实验表明，工作和生活环境中的一些化学物质，如塑料、防腐剂、杀虫剂和阻燃剂中的物质，即便是少量，也可能成为越来越多的代谢紊乱（包括肥胖）的重要因素。暴露于化学物质可以促进甘油三酯（一种在血液中发现的脂肪）的积累，并在动物模型中增加肥胖。许多观察性研究发现，暴露于内分泌紊乱的化学物质与人类肥胖和体重增加之间存在联系。另有研究表明，极低浓度的家庭粉尘提取物能够促进前体脂肪细胞增殖和脂肪细胞发育。儿童每天要吸入 60～100 毫克的灰尘，儿童暴露于空气污染有肥胖风险。

最新研究表明，手机、平板电脑和其他便携式设备的使用增加，与对食物诱惑的敏感性增加以及缺乏自我控制有关，也可能导致体重增加。

四、饮食减肥法

（一）概述

中国人一般由于高淀粉类（一类多糖）食品（如大米和面食）吃的较多，或者脂肪类食品（如肥肉）和油炸食品较多，再加上运动较少，而导致肥胖或超重。因此，从饮食角度来说，在均衡饮食的基础上，适当降低糖类和脂类的摄入量，将主食（大米和面食）减半甚至减到原来的1/4有利于减肥。大米或白米饭属于精制谷物，主要成分是淀粉，1碗米饭的热量在 $100 \sim 200$ 卡路里，要快跑15分钟、慢跑（或游泳）20分钟或散步1个小时才能消耗掉。一项研究发现，摄入碳水化合物只占每天热量8％的男性在6周内可减掉7磅（约3.18千克）脂肪，增加2磅（约0.91千克）肌肉。在降低碳水化合物摄入的同时，适量进食高蛋白质的肉类，如鱼肉、瘦猪肉、鸡胸肉、鸭胸肉和鸡蛋等。因为每克蛋白质在消化过程中会燃烧其热量的 25%～30%，而碳水化合物只燃烧热量的 6%～8%。每次用 50 克蛋白质代替等量的碳水化合物，就可以多燃烧 41 卡路里的热量。忌喝白酒、啤酒、碳酸饮料及运动饮料，少吃或不吃零食和夜宵。适量进食水果和蔬菜等高纤维食品，因为它热量极低，占据胃部空间，可增加饱腹感，同时能提供人体所需的维生素和矿物质。每天吃 0.5 千克左右蔬菜和 0.25 千克左右水果为宜，但含碳水化合物（或糖类）较多的马铃薯、香蕉、苹果、荔枝、龙眼等要适当限制。另外，醋、柠檬汁、泡菜和酸奶等酸性食物可增加碳水化合物的燃烧，奶制品（如酸奶）和高钙食物有利于脂肪不被脂肪细胞贮存，而是有助于身体燃烧更多的脂肪。

俗话说："早上吃好、中午吃饱、晚上吃少"，但是对于减肥者而言，正常一日三餐中，早餐供能最多，中午次之，但都不必吃饱，且要根据自己减肥前饭量多少酌情减量，这些热量主要是为白天工作所需。晚上不仅要少吃（且多以蔬菜、水果等纤维类食物为主），而且应早吃（17 时左右吃，或最晚 18 时就吃），以使热量在睡觉前消耗掉。

据国外的资料，下面这些食物有助于减少肚子上的脂肪：西兰花、鸡蛋、绿茶、酸奶、瘦肉、香蕉、豆瓣、芥花油或柯罗纳油（Canola oil）、卷心菜[①]、坚果、奇亚（奇亚籽）（Chia seed）、鱼肉、辣椒、蓝莓及全麦或全谷类食物。

全麦或全谷类食物有助于减小腰围。全麦或全谷类（whole grains）是指保留麦麸、胚乳和胚芽的谷麦类植物的种子及其磨成的面粉，与只保留胚乳成分的精制麦类或谷类（refined grains）相对。常见的全麦或全谷类食品有燕麦片、燕麦粥、全麦面包、爆米花等。全麦或全谷类好处在于谷粒外层的麸皮含有大量的 B 族维生素、矿物质和膳食纤维。研究结果表明，全麦或全谷类有助于燃烧脂肪，同时降低患心脏病的风险。全麦或全谷类可以促进减肥，主要是因为它们富含纤维。纤维是一种不可消化的碳水化合物，纤维可以增强饱腹感，防止暴饮暴食。但是，即便如此，全麦或全谷类食物仍然含有碳水化合物，应该注意食用量。

多吃辣椒也有助于减肥。研究表明，辣椒素是一种

---

① 卷心菜的中文学名为结球甘蓝。

存在于辣椒中的主要生物活性化合物，可以通过多种方式在体重控制方面发挥作用，包括降低食欲、激活发热和燃烧卡路里的棕色脂肪、增加脂肪燃烧和适度提高新陈代谢。此外，辛辣的食物似乎能使人们保持健康。每周吃 6～7 次辛辣食物的人比每周吃 1 次或更少辛辣食物的人死亡率低 14%。许多其他香料，包括孜然、生姜、迷迭香、牛至、肉桂和姜黄，也可以通过减少炎症、改善身体对胰岛素的反应和改善肠道细菌的组成，帮助身体保持苗条。

鳄梨或牛油果是当今西方大受追捧的又营养又健康的果实，有助于降低胆固醇和减肥。鳄梨富含纤维、"健康"脂肪（单不饱和脂肪）、维生素 E（3.2 毫克/100 克）和维生素 B_6（0.38 克/100 克），此外，比香蕉含有更多的钾。哈斯鳄梨（Hass avocado）每 100 克含有 191 卡和 19.7 克脂肪；富尔特鳄梨（Fuerte avocado）含有 198 卡和 19.3 克脂肪。一次吃半个鳄梨是明智的。据最新研究表明，将新鲜鳄梨作为精制碳水化合物的替代品，可以显著抑制饥饿，提高超重和肥胖成年人的膳食满意度。

除了饮食成分外，饮食习惯也决定能否成功减肥。

有研究显示，脂肪细胞的昼夜节律可能会影响新陈代谢过程，这意味着个人作息时间可能会影响体重的减轻和增加。一般而言，除避免暴饮暴食外，晚餐时间也很关键。由于晚餐容易导致营养过剩，因此，尽可能将晚餐提前，使晚餐吃进去的东西在睡前消耗掉。

餐前喝汤可促进健康饮食和减肥。科学家们发现，汤能引起大脑变化，促进健康的饮食行为和食物选择，尤其是对存在肥胖风险的人而言。有研究表明，喝咖啡一定程度上能帮助减肥，因为它可以激活身体的脂肪防御系统，有助于刺激我们的棕色脂肪储备。脂肪细胞有两种形式：棕色细胞和白色细胞。它们在我们的新陈代谢中起着不同的作用：白色细胞负责储存脂肪（或能量），以备需要时释放，而棕色细胞有助于燃烧产生热量。

水会占据胃部空间，让人感觉有饱腹感，多喝水可以降低食欲，并且可以通过增加燃烧热量来帮助减肥。研究发现一次喝 16 盎司（29.57 毫升）水的受试者在接下来的一小时内代谢率增加了 30%，多燃烧了 24 卡。研究人员推荐喝凉水，因为这样身体将其升温到体温还会多消耗热量。

研究发现，节假日经常是人们体重增加的时候，但是假期结束后，人们往往不会减肥。即使每年假期只增加几千克的体重，持续多年加起来也很可观。中国的节假日，比如传统的春节假期，往往以吃为主题，所以人们很容易在假期增加体重。所以，在假日应注意节制，避免暴饮暴食，同时经常跟踪和记录体重，利用一定的运动量来抵消假日食物的热量。

（二）单纯节食或禁食减肥不可取

节食（on a diet）是指吃少量食物或只吃某些特定的食物。禁食（fast）是指有意识地停止进食的行为，也指只吃少量食物或不吃某些食物。

有些人单纯节食或禁食能收到短期的效果，但并不是好的减肥方法。适当减少热量摄入和增加体育锻炼比严格限制进食效果更好，成功率更高。其中的关键是经常运动。单纯节食或禁食减肥不可取，原因在于：

①我们每天都需要营养平衡的饮食，单纯节食或禁食有损健康，长期这样会营养不良、使人免疫力下降、容易生病。

②单纯节食或禁食会感觉肚子很饿，不好受，身体

感觉乏力、头脑昏沉、嗜睡。这种感觉不仅痛苦，也会影响学习与工作。

③我们减肥的目的主要是减少身上的多余的脂肪，但是，节食消耗的不仅是脂肪，还会消耗体内的肌肉，而肌肉是帮助身体燃烧脂肪的重要物质。久而久之，节食减肥会变成易胖体质，也就是更容易肥胖。

④节食减肥容易反弹。人不可能永远节食或禁食，所以，一旦恢复正常饮食，食欲大增，由于节食导致肌肉减少而降低体内基础代谢，吃进去的热量消耗不完，就堆积起来，所以极容易反弹。科学研究表明，成功的减肥者以高水平的体育活动，来防止体重恢复，而不是长期限制能量摄入。

从一般意义上说，身体储存脂肪有其进化原因，实际也是一种自我保护机制。人类是肥胖的灵长类动物，与人类亲缘关系最近的动物相比，即使是肌肉发达的人也有相当大的脂肪储备。其他灵长类动物的体脂含量低于9%，而人类的健康体脂范围是14%～31%。身体储存脂肪可以使人在食物短缺时维持生命。而单纯的节食减肥会启动这种保护性机制。在减少饮食的情况下，身体会降低基础代谢消耗，而这会导致身体加大营养贮备。节食后食欲会报复性增加，身体由于保护性机制，为了预防再次摄入不足，会大量贮备脂肪。在节食后导致的基础代谢消耗降低的情况下，因食欲增加而摄入超过消耗，就会导致节食减肥后的肥胖反弹。研究表明，单纯的节食减肥会有相当高的比例体重会报复性反弹，据估计，80%的减肥者会逐渐恢复到原来的体重，甚至比节食前还重。

能量守恒对生物体非常重要。进化赋予人类两种能量守恒机制，一种是瘦素（leptin）激活的饥饿时的节能机制，另一种是生长激素（GH）激活的节能机制。生长激素不仅与生长代谢有关，而且会影响饥饿或节食时保存能量的代谢反应。生长激素受体大量存在于肌肉、组织、肝脏和直接参与生长代谢的器官中，大脑中也充满生长激素受体。生长激素直接作用于大脑，在身体减重时保存能量。与瘦素的作用方式类似，生长激素也作用于大脑。但是，与瘦素水平下降不同，体重减轻会导致生长激素在血液中的水平升高。生长激素受体会特异性地激活称为刺豚鼠相关蛋白（agouti – related protein，AgRP）的神经元，AgRP 神经元反过来增加 AgRP 的产生，增加食欲，并减少能量代谢和消耗。换句话说，体重减轻会引起下丘脑生长激素水平升高，从而激活 AgRP 神经元，增强饥饿感，使节食减肥变得更困难。

体重反复（weight cycling）可以增加一个人的死亡风险。断断续续禁食会增加糖尿病风险。因为尽管体重减轻，间歇性禁食可能会损害胰腺，影响正常健康人的胰岛素功能，这可能导致糖尿病和其他严重的健康问题。

此外，有关禁食对健康和寿命的效应已有一些研究。有研究表明，禁食为基础的饮食可能与长期健康风险有关。但也有研究表明，禁食或限制热量摄入可预防代谢疾病和延长寿命。不吃东西也可能促进人体新陈代谢，产生抗氧化剂，并有助于逆转衰老的某些影响。

（三）吃素食能减肥吗？

很多资料强调，多吃水果和蔬菜有益于健康，因为可补充主食中没有的维生素。最新的研究表明，每天多吃一份水果和蔬菜，对精神健康的影响与每月多散步 8 天（每次至少 10 分钟）相当。因此，多吃水果和蔬菜不仅对身体健康有好处，还可能有益于心理健康。

但是，只吃素食对健康无益，也不一定能减肥，这是因为，面食、大米和水果中碳水化合物含量较高。米面类的碳水化合物含量高达 70％～80％，而 100 克瘦肉中碳水化合物的含量小于 1％。饮食中过多食用碳水化合物会导致肥胖和超重，比如面食、大米和水果吃得过多同样会引起肥胖和超重。只吃素食，不吃动物性食品，往往得不到足够的维生素 B_{12}，而这是动物产品中人类所必需的维生素，它们有助于形成红细胞、修复 DNA 和保护大脑。因此，缺乏维生素 B_{12} 是危险的。只吃素食，还会因为胆碱摄入不足而导致大脑健康恶化。胆碱对大脑发育和健康至关重要，而胆碱的主要来源是牛肉、鸡蛋、乳制品、鱼肉和鸡肉，坚果、豆类和十字花科蔬菜（如西兰花）中胆碱含量要低得多。除了贫血等更常见的症状外，饮食中缺少这种重要的营养素还会导致皮肤苍白和舌头疼痛。无论是通过更多的动物性食物，包括鸡蛋和奶制品，还是膳食补充剂，必须确保得到足够的必需但稀少的微量营养素。此外，水果和蔬菜虽然含有维生素和纤维成分，但是没有足够的脂肪和蛋白质。因此，长期素食会营养不良。只吃粗粮杂粮减肥也是一样的道理，粗粮虽然纤维含量较多，但含有碳水化合物。只吃素食或粗粮，不仅会使营养不均衡，而且不吃肉类和奶蛋类食物，蛋白质摄入较少，会使肌肉消减，从而降低基础代谢率，更容易长胖，另一方面，碳水化合物摄入过多，照样转化为脂肪贮存起来。

只吃水果和蔬菜，不一定能达到减肥的目的。因为水果中含有大量的糖（广义地说包括蔗糖、葡萄糖和淀粉之外的其他碳水化合物）。而且判断含糖量高低，不应根据感觉是否甜来衡量，应从其所含碳水化合物的量来衡量。火龙果和猕猴桃，口感偏酸，不算很甜，但含糖量并不低。每 100 克火龙果中含有 13.3 克，而每 100 克猕猴桃含 14.5 克。西瓜比较甜，但其水分很大，每 100 克仅含碳水化合物为 5.8 克。含糖量较多的水果包括苹果、杏、无花果、橙子、柚子、荔枝、柿、龙眼、香蕉、杨梅、石榴等。而且某些水果（苹果、芒果、西瓜）和蔬菜（芦笋、甜豌豆）还含有很多果糖，这更容易增肥。根据《中国居民膳食指南》要求，成年人每天摄入 200～400 克水果，即普通个头的苹果、梨 1～2 个就足够。虽然偶尔也有只吃大白菜或只吃香蕉减肥成功的报道，但这里不建议任何单一食品来减肥，主要是因为长期营养不均衡对健康不利，而且单一食品

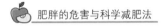

容易令人生厌，难以坚持。

实际上，任何单一食物都没有好处。只吃含有大量碳水化合物的面食，会缺乏蛋白质，导致身体分解肌肉来获得所需氨基酸，那些以肌肉为主的器官如心脏和组织会很衰弱。而只吃多蛋白质的肉类，在缺乏碳水化合物的情况下，身体只能通过分解脂肪和肌肉获得能量，这样会使脂肪和肌肉消失，并且造成维生素 C 的缺乏（严重时患坏血症），此外，从蛋白质分解获得能量，还会加重肝脏负担。

对于某些病人来讲，采用饮食减肥更要注意。减少甚至不吃碳水化合物对糖尿病患者来说是危险的，而患慢性肾病的人可能需要限制他们摄入蛋白质，并且需要避开那些高蛋白质的饮食。如果有尿素循环障碍（urea cycle disorder）——这会影响血液中氨的清除，患者会在血液中积累氨，导致不可逆的脑损伤——高蛋白饮食可能会导致神经系统疾病突然发作和死亡。

均衡和健康饮食，节制饮酒，再加上体力活动，不仅有利于减肥，而且可降低总体癌症风险，尤其是乳腺癌、前列腺癌和结直肠癌风险。研究人员得出结论，健康饮食的"协同贡献"比任何单一的饮食更为重要。例如，水果和蔬菜中的抗氧化剂可能有助于抵消红肉和加工肉类对 DNA 的某些氧化损伤，而运动可以降低血压，部分抵消高钠食物的影响。

（四）吃不吃早餐对减肥有什么影响？

关于吃不吃早餐更容易肥胖似无定论。认为吃早餐对减肥有利的观点认为，早餐是一天中最不容易转变成脂肪的一餐，因此吃早餐对体重增加没有影响，但不吃早餐会使人在午饭时出现强烈的空腹感和饥饿感，从而吃下过多的食物，使热能过剩，导致发胖。一项研究表明，与不经常吃早餐的人相比，经常吃早餐的人的肥胖发生率要低 35％～50％。营养学家认为，早餐有助于调节胰岛素水平和避免饥饿，不至于在其他时间吃得过多。但是，也有相反的观点，并不认为经常规律地食用早餐可以防止肥胖或帮助减肥，甚至认为不吃早餐还可能是控制体重简单而有效的方法。坦桑尼亚的哈扎人是东非最后一个真正的狩猎采集者，他们和我们的祖先生活方式很像。他们没有吃早餐的习惯，他们也没有来描述"早餐"的常用词。缺乏常规的早餐习惯并没有使他们肥胖或不健康，也没有大多数西方人的疾病。一项新的综述和对 11 项随机试验进行荟萃分析表明，没有证据支持这样的结论：不吃早饭会使体重增加，或对你的静息代谢率（resting metabolic rate）产生不利影响。所以，吃不吃早餐更多是个人习惯，只是适合个人独特的新陈代谢而已。

尽管如此，对于学生和上班族而言，考虑到整个上午高强度的学习和工作，不吃早餐会影响学习和工作效率，甚至导致低血糖和晕厥。因此，吃早餐仍是必要的。还有人认为，长期不吃早餐容易引起急性胃炎、胃扩张、急性胰腺炎、冠心病、心肌梗死等。

最新研究表明，控制体重增长的关键是吃低碳水化合物、高脂肪的早餐。典型的西方早餐，如谷类、燕麦片、吐司和水果，碳水化合物含量很高。而低碳水化合物、高脂肪的早餐，如奶酪和芹菜煎蛋，则完全阻止了早餐后血糖的激增，而稳定的血糖水平使人不太可能有吃垃圾食品的欲望。

（五）用小的盘子或碗盛食品能起到减肥效果吗？

有一种基于德尔布耶夫错觉（Delbouef illusion）的流行饮食减肥技巧。它利用人们的一种错觉：当同一个物体在被放置在一个更大或更小的物体中时，会觉得大小不同。经典的实验表明，人们感觉到一个相同的黑色圆圈放在大圆圈中比嵌入小圆圈的时候要小。因此，有人认为盘子小了，食品就会显得多，你就会吃得少。据研究，拿到大碗大勺的人，平均进食量比拿小碗小勺的人多出 57%。但最近一项新的研究揭示，盘子大小并不如我们想象那样重要。不管放置食物的盘子大小，肚饿了还是吃一样大小的食物。对于儿童来讲，提供各种和大量零食会鼓励他们吃得更多，零食的摆放方式对食用量影响不大。

（六）低碳水化合物饮食能更好地减肥吗？

在高糖（高碳水化合物）饮食情况下，身体将碳水化合物分解成葡萄糖，触发胰岛素的释放，并潜在地增加一个人患 2 型糖尿病和肥胖症的风险。一般而言，低碳水化合物饮食可以帮助人们减肥，在某些情况下甚至比低脂饮食更好。

碳水化合物是人体的最主要和最方便的能量来源，碳水化合物很容易在消化道代谢成葡萄糖，进入到血液并随血液循环到全身各处，作为全身器官的直接能量来源。当限制碳水化合物摄入时，身体被迫寻找其他能量来源，如脂肪和蛋白质。因此减少碳水化合物摄入可以使腰围变细。在低碳水化合物或低脂肪饮食情况下，通过吃大量的水果、蔬菜、植物蛋白和脂肪（如豆类、蔬菜和坚果）来补偿，要比用零食和动物产品来弥补热量损失，有更多的健康益处。

高碳水化合物饮食的人倾向于吃大量低营养的精制碳水化合物，如面包和零食，而低碳水化合物饮食的人们往往通过过多食用肉类和奶制品来加以补偿，这可能会增加心脏病的风险。最近的一项研究显示，低碳水化合物饮食会缩短预期寿命。低碳水化合物、高肉类饮食导致的死亡率增加，可能是由于水果和蔬菜摄入量低，动物蛋白质和脂肪对人体炎症和氧化应激系统产生有害影响所致。

因此，适量摄入碳水化合物——每天从这些食物中摄取大约50％的卡路里，并注意用更多的植物性食物替代碳水化合物，对健康有益，延长寿命。

对于长期坚持极低碳水化合物饮食的人来说，还会导致各种健康问题。当一个人没有摄入足够的碳水化合物，没有足够的储存糖原时，身体就会以蛋白质代谢来供能。对于从未食用低碳水化合物饮食的人来说，这会导致低血糖症。症状包括极度饥饿、头晕、手脚颤抖、冷汗、感觉虚弱、注意力不集中、协调性差而表现笨手笨脚、寒冷、急躁和焦虑、说话困难、头昏眼花、恶心和头痛。

没有糖原，身体就使用蛋白质作为能源。蛋白质是身体最主要的功能和结构物质。身体需要蛋白质来促进细胞生长和组织修复。在均衡饮食的情况下，蛋白质供应约占总膳食能量来源的 $10\%\sim15\%$。然而，在严格的低碳水化合物饮食的情况下，身体将被迫使用大部分蛋白质来产生维持身体所有功能的能量。这样就会没有足够的蛋白质来支撑细胞生长和组织修复。一旦有伤口和损伤，这些低碳水化合物饮食者就可能需要很长的时间来愈合。那些试图通过低碳水化合物饮食和高强度的有氧运动减肥的人，最终可能会遇到持续的肌肉疲劳和较低的恢复率。此外，蛋白质在维持骨骼质量和骨骼生长方面起着重要作用。在某种意义上，它是骨形成所需的磷酸钙代谢的决定因素。如果蛋白质经常被用作能源，它最终会影响骨骼的生长。随着时间的推移，它会导致骨骼质量降低。在极端情况下，它甚至可能导致骨质疏松症。

当一个人完全停止摄入碳水化合物时，人体首先利用储存在肝脏中的糖原。当糖原耗尽后，身体开始分解脂肪和肌肉细胞作为能量源。脂肪燃烧过程中，肝脏会产生大量的酮体（ketone body），释放到血液中。这种饥饿模式有时被称为生酮阶段（ketogenic stage）。在这种情况下，大脑将开始利用酮（ketone）作为能量来源，同时抑制饥饿感。对于节食者来说，正是快速减肥和脂肪减少的时候。但是长期如此，会引发营养性酮症（nutritional ketosis）。在极端情况下，当酮累积达到15～25毫摩尔时，就可能产生腹痛、恶心、呕吐、尿频、疲劳和虚弱感、呼吸急促、果香味口臭、极度口渴、意识混乱和失去意识等症状，并危及生命。

（七）生酮饮食减肥效果怎么样？

生酮饮食（keto diet 或 ketogenic diet）是一种低碳水化合物的饮食计划，强调食用脂肪和蛋白质，少吃水果和含淀粉的蔬菜。人体在只吃很少的碳水化合物（很快分解成血糖）和适量的蛋白质（过量的蛋白质也可以转化成血糖）时，就会产生"酮（keto）"。肝脏将脂肪分解产生酮，然后作为身体的替代燃料。生酮饮食最近在国外非常流行，其中不乏名人追捧。

生酮饮食是一种非常严格的低碳水化合物饮食，每天净碳水化合物少于 20 克。这意味着基本上完全避免含糖的食物，以及含淀粉的食物（如面包、意大利面、大米和马铃薯）。也不要食用加工食品。食物应主要是高脂肪（避免低脂饮食）和适量蛋白质（过剩的蛋白质可以转化为血糖）。水是最好的饮料，咖啡或茶也可以。但不要使用甜味剂，尤其是糖。生酮饮食一个粗略的指导原则是，大约 5％的能量来自碳水化合物（碳水化合物越少，效果越好），15％～25％能量来自蛋白质，大约 75％能量来自脂肪。与之形成对照的是，成年人每天正常应该摄入 50％～65％的碳水化合物，20％～35％的脂肪，10％～35％的蛋白质。生酮饮食的原理在于身体通常优先由碳水化合物分解提供能量，但当碳水化合物不足时，身体以脂肪作为替代能源，通过分解脂肪成为酮体来获得能量。

这种方法减肥能快速见到效果，但却因其原先是为帮助控制癫痫设计，对正常人来说并不健康，也不可持续，对患心脏病和心脑血管疾病的人而言尤其如此。这种方法减肥，在恢复正常饮食后容易反弹，其他问题还包括腹泻、舌痛、放屁、头痛、烦躁和心情不好等。此外，如果饮食中没有包含膳食纤维丰富的果蔬或者过度摄入高纤维食物，还可能产生便秘问题。长时间严格遵循生酮饮食减肥有可能导致酮症昏迷、肌肉和组织损伤，甚至死亡。国外报道，生酮饮食减肥的一个恶果是口臭，即所谓的"生酮呼吸"，有些人将其描述为熟透至腐烂的果味或金属味（如指甲油清除剂的味道）。此外，还有"生酮胯部（Keto Crotch）"，也就是下体恶臭。酮饮食可能会改变阴道的酸碱度，从而改变阴道的气味，这种酸碱不平衡也可能导致妇女遭受细菌性阴道病等感染。

五、运动减肥法

美国运动医学院和美国心脏协会建议，每周至少进行 5 天中等强度的有氧运动（每次至少 30 分钟），或每周进行 3 天高强度的有氧运动（每次至少 20 分钟），以及每周对所有主要肌肉群进行 2～3 次的力量训练。

美国卫生与公共服务部在其最新报告中建议：每周进行 150～300 分钟的中等强度运动或 75～150 分钟的剧烈运动。此外，每周 2 天或 2 天以上的肌肉强化运动，包括腿、臀部、背部、腹部、胸部、肩部和手臂在内的所有主要肌肉群的力量训练。

根据世界卫生组织的数据，成年人每周至少应进行 150 分钟的中等强度或 75 分钟的高强度体育活动。研究表明，未达到此标准的人群，会增加患心血管疾病、2 型糖尿病、痴呆和一些癌症的风险。事实上，在全球范围内，大约 1/3 的女性和近 1/4 的男性运动水平不足，而且呈现增长趋势。

《中国居民膳食指南（2016）》指出："最好的减肥方法是运动，运动能瘦体重，减脂肪。"这是因为，运动对减肥有双重效应：一方面是直接消耗大量的热量，达到减肥的目的；另一方面是能提高身体基础代谢率，增加能量的日常消耗。《中国居民膳食指南（2016）》指出："想要快速减轻体重，就必须养成坚持运动的好习惯，每周保持至少 5 天的中等强度身体活动，每天坚持 30 分钟的锻炼，累计 150 分钟以上；平均每天主动身体活动 6 000 步；减少久坐时间，每小时起来动一动。通过运动，消耗身体多余脂肪，促进新陈代谢，达到运动减肥的目的，同时一定要避免内源氧缺乏。"

确保有氧运动达到一定的强度水平，才能对健康有更大的好处。如何衡量运动强度呢？粗略而论，中等强度有氧运动的人可以说出话来，但不能把歌唱。而高强度运动的人应该不停地喘气才能勉强说几句话。此外，锻炼水平应该不断提高。通过改变有氧运动的强度、类型或持续时间，应该努力超越身体极限（不一定是在每次锻炼中）。

出于各种担心，很多人忽视身体肌肉锻炼来增强力量，例如，许多女性害怕"肌体膨胀"，而老年人可能害怕受伤。事实上，力量训练应该与平衡和柔韧性训练结合起来进行，使肌肉、肌腱和关节维持健康，并使运动受伤的风险降至最低。此外，许多人为改善他们的身体外观，只训练特定的肌肉群，这是不恰当的。重要的是要锻炼所有主要的肌肉群，包括胸部和背部肌肉群、二头肌和三头肌、肌腱和股四头肌，以避免肌肉失衡导致疼痛和伤害。肌肉强化训练应该达到很难再重复的程度，肌肉训练每次 1 组运动 8~12 次重复，2~3 组对增强力量是有效的。

确保所有的运动都是循序渐进，从低强度的活动开始，逐渐增加活动的频率和时间。不切实际地加大运动量，使运行时间太久或太快，会使肌肉酸痛或损伤肌肉，使运动难以持续。对于肌肉力量训练来说，两次训练之间要有充分的休息时间（48~72 小时），这对肌肉的最佳发育也很重要。此外，每次运动前都要进行热身运动，活动关节，伸展肢体，由于热身和放松不足或不当，会导致受伤。

（一）久坐不动的危害

久坐不动不仅是致人肥胖之元凶，还是健康之大敌。久坐不动使人的能量消耗减少，从而使多余的能量转化为脂肪，使人肥胖。更让人触目惊心的是久坐不动对健康的危害。

在对健康产生负面影响的所有因素进行评估后发现，久坐的生活方式是最致命的。据统计，全球每年有200多万人因久坐死亡，全球每年有超过500万人因为缺乏体育活动而过早死亡，预计到2020年全球将有70％的疾病由久坐引起。坐得越久，寿命越短。20年的久坐生活方式可使早死风险增加1倍。研究表明，长时间看电视比整天伏案工作还有害，因为后者至少还会随时站起来走动。每天看4小时或更长时间电视的人比每天看不到2小时电视的人患心血管病和死亡的风险高出50％。研究人员坚持认为，久坐不动的生活或工作方式应该像疾病一样看待，有效的治疗方法就是运动或锻炼。

久坐不仅对心脏不好，不利于新陈代谢，还对大脑有害。研究表明，久坐像吸烟一样会增加患心脏病、糖尿病和过早死亡的风险。久坐不动脂肪燃烧较少，血液流动缓慢，脂肪易沉积在血管引起心血管阻塞。久坐不动对大脑有害是因为与记忆形成的关键脑区变薄有关。

久坐至少会诱发 26 种非健康状态或疾病的发生，如心血管疾病（血栓、中风、高血压等）、糖尿病、骨质疏松症、癌症、颈椎病、腰椎病、老年痴呆、眼病、上火、痛经、痔疮等。

（二）运动的好处

1. 运动可以长寿

澳大利亚一项研究显示，人们越了解运动的好处，他们花在锻炼身体上的时间就越多。有规律的体育锻炼能降低 30％的所有原因的死亡率，能降低 35％患心血管疾病、42％患 2 型糖尿病和结肠癌的风险。最新的研究首次表明，肌肉力量更强的人往往寿命更长。中等强度或适度的肌肉力量（但不超过此水平）可使 2 型糖尿病的发病风险降低 32％。另一项研究表明，与那些没有运动的人相比，那些运动比较晚并且在一生中不断增加的人，他们死于各种原因的风险降低了 35％。虽然每周做 6～8 个小时的剧烈运动可显著降低各种原因的死亡和心血管疾病的风险，但实际上每周运动 2 个小时以上（如每周 5 天，每天中度/剧烈运动 30 分钟）就能产生相应的健康好处。

为了健康和降低死亡风险，任何体力运动都是多比少好、有比无好。研究表明，一次坐很长时间的人（1个小时或更长时间久坐不动）比那些坐着但更频繁起来走动的人早死的风险要大。每次坐不到30分钟的人早死的风险最低；这表明每坐半小时一次运动可以降低死亡风险。半小时持续坐姿后任何强度或持续时间的体力活动，都可以将早死的风险降低35％。根据美国癌症协会的一项新研究表明，对于那些体力活动量最少的人来说，用体力活动代替半小时的坐着不动，可将死亡率降低近50％。即使是轻度体力活动代替坐着不动，也能降低不太活跃的成年人过早死亡的风险。发表在《自然》杂志上的研究结果显示，那些每周锻炼10小时以上的人，可以在没有慢性疾病的情况下多活10年。而《美国心脏病学会杂志》的一项研究发现，每天20～40分钟（相当于每周150～300分钟）的体育活动似乎可以消除大多数与坐着有关的健康风险。对于久坐的人来说，剧烈的体力活动要比适度的体力活动代替久坐效果要好；而适度的体力活动或步行要比站立代替久坐效果好。英国《运动医学杂志》发表的一项新研究表明，即使是短时间的低强度运动都对健康有益。甚至每周只锻炼（轻度到中等强度体力活动）10 分钟都比久坐不动的人早死的风险低 18%。这些研究都表明，几乎任何运动量都能降低死于心血管疾病、癌症或其他原因的风险。

最新的研究表明，并不一定要去健身房锻炼，日常生活中多体力运动而不是依赖机械，如步行上下楼梯、步行或骑自行车上下班，都对健康有益。英国的一项新研究表明，与体重正常、骑自行车和步行上下班的人相比，使用汽车上下班的肥胖者死于任何原因的风险都高出 32%。之前的研究表明，采用积极的通勤方式（如骑自行车上下班）的人任何原因死亡和患心脏病的风险比汽车通勤者要低 50%。而且无论年龄、性别和初始健康水平如何，运动越多，寿命就越长。此外，心肺健康水平较低的人从增强体质的运动中获益最多。

2. 运动可以控制心血管疾病

运动和体育活动对于预防和控制日益严重的心脏病和中风的问题，在全球范围内都具有巨大的重要意义。研究人员认为，运动是减少心脏病的最佳方法。一项新的研究表明，中年健身不仅可以预防抑郁症，还可以预防心脏病。对老年人也如此，体育活动可以降低老年人患心脏病的风险。研究发现，60 岁左右的人中，坐得少，动的多，则心脏和血管指标更为健康。一颗更健康的心可能意味着更健康的大脑。最近的一项研究表明，每天 6 小时或更长时间做最轻度活动的老年妇女患心脏病或死于心脏病的可能性降低了 46%。人们花在轻度活动上的时间越多，他们患心血管疾病的风险就越低。

高血压会增加心脏病发作、中风和许多其他问题的风险。饮食不良、缺乏锻炼和其他不良习惯会导致 90% 的高血压。被诊断为高血压并不一定意味着你马上就需要药物治疗，而是首先要采用一种健康的生活方式。事实证明，维持低血压不仅有助于预防心脏病发作，而且还能使你的头脑敏锐。

3. 运动可改善肺部功能

运动时肺和心脏两个最重要的器官也在活动，因此，运动除了对心脏有益外，运动（尤其是有氧运动）还可提高肺活量，改善肺部功能。即便对于吸烟者而言，定期体育运动也可改善肺功能。

4. 运动可改善肝部功能

慢性肝病正在增加，部分原因是肥胖流行。定期运动不仅可以减肥，并改善整体健康，还对肝功能有积极的影响。有氧运动可加速向肝脏等重要器官输送氧气，还可促进血流和改善肝脏的滤血功能或排毒能力。力量训练可以提高骨骼和肌肉的整体力量。保持骨骼强度和肌肉强度对女性尤为重要，因为肝病往往使人易患骨质疏松症。力量训练可防止肝脏过多的脂肪堆积（脂肪肝），还可以延缓肝脏疾病晚期出现的严重肌肉萎缩。此外，步行和力量训练都可显著降低肝硬化相关死亡的风险。肝病（如肝炎）患者体弱易疲劳，可根据体力，采取低强度的锻炼方式，如慢跑甚至散步的方式，避免暴晒和高温下运动，且要注意多补充水分。

5. 运动可以改善情绪

运动时大脑会释放内啡肽、肾上腺素、血清素和多巴胺。这些化学物质共同作用会使人感觉愉悦，尤其是内啡肽（也称为"快乐素"）能起到天然止痛药的作用，同时也能改善睡眠、减少压力。此外，身体因为运动而放松，转移注意力，有缓解紧张的作用。研究发现，大约 5 分钟的有氧运动，就开始有抗焦虑效果，10 分钟的步行可能和 45 分钟的锻炼一样好。每天 30 分钟的体育活动，可使抑郁症状明显减轻。另有研究表明，每周进行 3 次 20～30 分钟低强度的体育运动，可缓解抑郁情绪。对于轻度或中度抑郁症患者，30 分钟的剧烈运动和改善情绪的药物一样有效。对抑郁症药物没有反应的人在运动时情绪可能会有所改善。最新研究显示，体育锻炼对缓解精神病患者的症状非常有效，并认为可将运动或体育锻炼作为一系列精神健康和情绪障碍（从焦虑和抑郁到精神分裂症、自杀和急性精神病发作）干预的主要处方和方法。科学证明，身体活跃的人比坐着的人焦虑和抑郁的发生率更低。那些经常进行剧烈运动的人在未来 5 年内患抑郁症或焦虑症的可能性降低了 25%。这可能是因为运动可以帮助大脑更好地应对压力，从而保持心理健康。

总之，锻炼虽然可以迅速减轻焦虑和抑郁的症状，但效果是短暂的，如快速行走或其他简单的活动可以缓解几个小时，因此长期坚持健身锻炼是必要的。在选择运动形式时，可根据自己喜好来选择，如散步、慢跑、瑜伽、游泳、健身操、太极拳等都是不错的运动形式。

6. 运动可以改善睡眠

睡眠障碍是中风、心脏病发作、高血压、糖尿病和肥胖等不健康状况的关键风险因素。睡眠不足会使你的大脑萎缩。越来越多的研究表明运动可以减少失眠。如果你偶尔失眠，锻炼也可以提高你每晚的睡眠质量。虽然非处方和处方安眠药可帮助您更好地睡眠，但往往会有副作用，会使人感到头昏眼花，对第二天的工作和生活产生负面影响，还会导致老年人感染、跌倒和痴呆，并且几周后就会失去效果。改善睡眠最简单、最有效、最健康的方法就是锻炼。

至少每周 2.5 小时的中等强度有氧运动（如跑步、步行、游泳、骑自行车、跳绳或爬楼梯），以及每周 2 天的力量锻炼（如举重）有助于睡眠。力量训练有助于减轻压力（压力往往是你辗转反侧的原因），调节身体功能如代谢率和血压，容易获得更好的睡眠质量。此外，身体需要恢复性睡眠来使肌肉恢复、重建和生长，因此力量训练后可能睡眠更深。练习瑜伽可让人放松，也可以帮助改善睡眠。

锻炼时间应尽早，若离睡觉时间太近会提高体温、刺激大脑，使人难以入睡。据研究，清晨运动可帮助降低血压，并可最大化地改善睡眠。如果晚上锻炼，至少在睡前 3 小时或更早进行，才不会打乱睡眠。

7. 运动可以延缓衰老和改善认知功能

根据新的研究，运动也许是预防衰老的最佳方法。

终身锻炼可以减缓心脏、血管的老化，保持心脏年轻。经常锻炼的人可延缓衰老，具有年轻人的免疫力、肌肉质量和胆固醇水平。锻炼是保持肌肉张力、防止大脑衰老带来的衰退最有利的方法之一。研究表明，体力活动可以对延缓大脑衰老产生有益的影响。每周至少150分钟中等以上强度的锻炼可以对抗老年痴呆症的一些遗传风险。动物实验也表明，运动肌肉能释放促进神经细胞生长的荷尔蒙。简单的干预措施如增加步行运动水平，有针对性地改善腿部力量，可能会改善认知老化问题。新的研究表明，使用腿（特别是负重锻炼）会发送信号到大脑，而这种信号有利于健康的神经细胞的产生。

对于老年人而言，随着年龄的增长，下面两种运动方式可用来提升你的情绪和防止衰老：有氧运动（如慢跑），使你心跳和流汗；力量训练（如太极拳），有助于老化肌肉减少。老年锻炼有广泛的健康益处，从防止残疾到减缓记忆力衰退。一项新的研究表明，它也能保护免疫系统，可以使老年人的免疫系统保持年轻。锻炼通过降低心血管病的风险，改善了神经认知功能。定期的有氧运动，如散步、骑自行车或爬楼梯，不仅可以提高老年人的思维能力，还可以提高年轻人的思维能力。随着年龄的增长，锻炼对思维能力的积极影响可能会增加。运动时释放的激素——鸢尾素（Irisin）可以防止老年痴呆症。即使有患痴呆症的遗传风险，健康的生活方式（经常进行体育活动，少吃高脂肪、高盐和高糖食物，不吸烟，少饮酒）可以降低 32％的患痴呆症风险。研究显示，仅仅 6 个月的步行就能逆转认知能力的下降。而另一项研究表明，与长时间不运动的久坐相比，早晨进行中等强度的运动可以提高老年人的认知能力，比如一天中的决策能力。因此，专家建议中等强度的运动，如快步走，可以维持大脑的健康。

8. 运动有助于防止残疾

关节炎严重时可以导致残疾。其中，骨关节炎（osteoarthritis）是一种随着关节老化和过度使用而发生的关节炎。覆盖关节间骨骼的组织会逐渐磨损，这样骨骼互相摩擦就引起疼痛。因此，骨关节炎有时被称为退行性关节病（degenerative joint disease）或"磨损性"关节炎（"wear and tear" arthritis）。那些身体下部（髋、膝、踝、足）关节疼痛或僵硬的成年人，他们患残疾的风险较高。《美国预防医学杂志》上的一项研究表明，每周至少进行 56 分钟中度至剧烈运动的人与运动量较少的人相比，残疾的风险降低了86％。

9. 运动有助于改善性功能

越来越多的研究表明，运动可以改善男性或女性的性生活。对男性来说，经常锻炼是一种天然的"伟哥"。与久坐的中年男性相比，经常参加剧烈运动者性活动频率更高，性功能得到改善，满意度也更高。与久坐不动的女性相比，身体活跃的女性表现出更强烈的性欲、性唤起和性满足感。体育活动，特别是力量训练，可以提高睾酮水平，这可能会促进男女性冲动。

勃起功能障碍（Erectile dysfunction，ED）是许多男性出现的问题，通常是由阴茎的血流问题引起的。肥胖、糖尿病、高胆固醇和血管疾病会影响血流并导致ED。不运动的男性患ED的可能性比每天运动半小时的男性要高40％。在日常生活中增加有氧运动可以改善整体健康，并可能改善ED状况。《美国心脏病学杂志》的一项研究表明，有氧运动有助于改善ED。即使1天快走30分钟，一周3～4次，也足以改善心血管健康和ED障碍。另一项报告称，男性每周以7分钟1英里（1.61公里）的速度跑4.5小时，患ED的概率降低23％，女性以同样的速度跑4小时，患性功能障碍的概率降低 30%。此外，凯格尔运动（Kegel exercise）、骨盆运动或盆底运动，可以增加盆底肌肉的力量，有助于缓解 ED，提高性体验。英国的一项研究发现，骨盆锻炼可使 40% 的 ED 患者恢复正常的勃起功能，还帮助另外 33.5% 的人显著改善了勃起功能。其他研究表明，盆腔肌肉训练可能有助于治疗 ED 以及其他盆腔健康问题。

研究发现，剧烈运动（如骑自行车不到半小时）有助于身体休息和放松，可以使女性的性体验更好。性生活前进行适度的活动，有更多的生殖器血流和更强的性唤起。长期锻炼有助于改善身体形象，提高总体性满足感，促进积极的性体验。运动还对性功能障碍的女性有一定治疗功能。

总之，正如最近的一项研究表明，不管什么年龄，运动都能改善血压、心率、胆固醇、情绪、睡眠和其他身体机能。也就是说，任何年龄开始锻炼都永远不晚。

（三）有氧运动对健康和减肥的作用

有氧运动（aerobic exercise 或 cardio）即需要心脏泵入含氧血液，将氧气输送到工作肌肉的运动，也就是通过有氧代谢来充分满足运动期间的能量需求的运动。有氧运动可以持续时间较长地刺激心率和呼吸频率增加，运动强度从低强度到高强度，如跑步、游泳、步行、远足、骑自行车、舞蹈和跆拳道运动等。有氧运动能使氧气充分燃烧（氧化）体内的碳水化合物，并可消耗体内脂肪，是减肥的主要运动形式。相反，无氧运动（anaerobic exercise）是一种强度足以引起乳酸形成的体育运动，一种使你很快喘不过气来的活动，比如短跑或举重。无氧运动可用在非耐力运动中提升强度、速度和力量，被健身者用来增加肌肉质量。

1. 有氧运动对健康的好处

与重量或力量训练等涉及特定肌肉群的运动形式不同，像跑步和游泳这样的有氧运动有助于提高心率，从而改善心肺健康。有氧运动对大脑也有广泛的好处，能增加血液流动，给我们的大脑提供新鲜的能量和氧气，包括情绪的提升、抑郁症状的改善，甚至对一些与年龄有关的认知衰退有潜在预防作用。对于有心脏病家族史的人来说，有氧运动有助于降低心血管疾病的风险。运动可提高心脏病发作后的存活率。每周150分钟的适度有氧运动（散步）或75分钟有氧运动（跑步）可改善心脏健康。

科学家已经证明，跑步可以降低胆固醇、脂肪、甘油三酯和血糖水平，还降低了各种疾病的风险，如心血管疾病和2型糖尿病。除身体外，跑步对大脑也有益。跑步可以降低抑郁的风险，缓解抑郁症状，减少压力、焦虑，产生良好的情绪。力量训练和瑜伽也可以减少抑郁症状。研究表明，有规律的有氧运动似乎可以促进海马体的增长。海马体是大脑参与学习和语言记忆的部分。运动也会积极影响你的情绪、自尊、记忆力和大脑注意力。简短的晨练，也能帮助提高大脑的活力。以舞蹈形式进行的有氧运动显示出更多的好处。不仅增加了海马体的体积，而且还增加了与神经可塑性相关的大脑区域。这意味着神经网络在对感官刺激或新信息做出反应时，改变其连接和行为的能力会增加。

2. 有氧运动的减肥作用

跑步和游泳这样的有氧运动是公认的减肥利器。跑步不仅能锻炼身体，还能消除不良情绪，更重要的是能达到减肥目的，改善身材，激发活力，提升自信。

但是，只有坚持跑步，才能有上述作用。这就需要克服懒散的毛病，将跑步形成习惯，让习惯来约束自己坚持跑步。

　　运动减肥靠的是消耗热量，靠的是能让你喘气、心跳加速和出汗的运动形式，任何消耗热量较少的运动，比如瑜伽、太极、轻松散步等形式，其燃烧脂肪和减肥效果都极为有限。据测量，一个体重为 68 千克的人以每小时 3 千米的速度走 1 小时，可以消耗 311 卡热量，而练习 1 小时最流行的哈他（Hatha）瑜伽只能消耗掉150 卡热量。

　　另外，运动时消耗的能量既可以是肝糖，也可以是血液、肝脏和肌肉中的脂肪。减肥需要尽可能消耗脂肪而不是肝糖。但使用哪一种能量来源取决于运动的强度和时间。强度略低但持续时间较长的运动有利于消耗脂肪，而短时间的高强度运动则有赖于肝糖供能，如半小时快走燃烧脂肪而数秒钟的短跑冲刺消耗肝糖。

**　　3. 有氧运动是如何达到减肥目的的？**

　　首先，减重（weight loss）和降脂（fat loss）之间有区别。减重是体重指数的总体下降。原因可能是失水、肌肉萎缩、脂肪丢失等。然而，降脂是身体脂肪的损失，当身体在某一天燃烧掉的热量超过饮食提供的能量时，才会发生降脂这种情况。节食可减重，但降脂需要在均衡的营养条件下，进行足够的锻炼，以加快新陈代谢，燃烧掉多余的脂肪。

为什么减肥需要进行运动？那是因为脂肪不能转化为肌肉，而是以二氧化碳呼出。也就是说，脂肪离开身体不是以尿液或粪便的形式，而是大部分以呼吸的形式排出。如果你失去了 20 磅[①]（9.07 千克）脂肪，其中 80% 以上将通过肺呼出，其余的脂肪将通过尿液、粪便、汗液和眼泪排出。但是你不能简单地通过加快呼吸来减肥。需要吃健康、均衡的饮食，也要喝大量的水，这样在体育运动过程中，脂肪就可通过排汗和呼吸消耗掉。最终，体重才会减轻。

脂肪由甘油三酯组成，主要成分是氧、氢、碳 3 种元素，代谢相同质量的脂肪所需的氧气要比葡萄糖多，同时所释放的能量也多。甘油三酯通过氧化代谢，最后分解形成二氧化碳和水。因此，以减肥为目的的运动首选有氧运动（跑步和游泳等），但是辅以一定量的力量训练，有助于增强肌肉、提高基础代谢率，同样有利于减肥。

---

① 磅为非法定计量单位，1 磅≈9.07 千克。——编者注

由于脂肪不可能直接转变成肌肉。健身房中利用器械进行的力量训练，其主要功效是使脂肪细胞变小，肌肉纤维变大变壮。因此，以减肥为目的的运动形式和以健美为目的的运动形式也有区别。

要注意选择适合自己的运动方式或喜欢的方式，有许多不同类型的锻炼方式，探索不同的锻炼方式来找到你喜欢的是很重要的。比如女性可以采用游泳、跑步等活动来健身或减肥，男性的运动方式则更为多样化。此外，人们对在户外还是在营业性的健身房或家里锻炼、单独锻炼或团体锻炼有所偏好。有的人喜欢在锻炼的同时听音乐，这样做可以增加动力，也倾向于在欣赏音乐的同时不知不觉运动更长时间。在所有的有氧运动中，户外跑步是最廉价、最健康的方式。有研究称，不用说在户外运动，仅仅在户外就能改善身体健康和心理健康。有一些人即便不调整饮食，通过高强度的长跑也能成功减肥。

很多人因为无法坚持体育锻炼而减肥失败，因此，养成长期定时运动就十分关键。英国谚语有"习惯是第二天性（Custom is a second nature）"。做什么事情要养成习惯才有利于坚持。有研究显示，无论人们在早上、下午或晚上锻炼，运动时间上的一致性（也就是每天或每周在同一时间运动）可能是成功减肥的关键，这说明养成定时运动的习惯十分重要。

但是，锻炼要注意以下事项：①循序渐进，户外跑步不要一下子将运动量增加到自己受不了的水平。对于久不运动的人来说，可先采取走路的形式运动，然后再慢跑，在此基础上，再适当提高速度或延长时间。②不能过量。运动过量会导致膝关节和肌肉的磨损和撕裂，增加受伤、脱水和电解质失衡的风险。从心理上来说，这会把锻炼变成惩罚，使人享受不到运动的愉悦功能。有研究称，锻炼太多有害健康，如损伤肠道、心脏等；另有研究称，太多的运动会使人更加紧张，一次运动90分钟或更长时间会使心理健康恶化。③做好身体防护。运动前要注意热身（活动一下关节）；极端天气（如严寒、酷暑和雾霾）可停止锻炼或转到室内进行；身体疲劳或生病感冒时，注意休息。④不要空腹跑步。研究显示空腹跑步会降低运动效果，运动前2～3小时内适当进食和饮水能提高运动效果，燃烧更多脂肪。

4. 步行能起到锻炼和减肥作用吗？

散步或步行是一种轻松、自由、愉快的锻炼方式。

但是一般而言，轻松的散步，其运动量达不到减肥的程度。散步对减肥是否有用，取决于散步的强度和时间，如果达到一定的强度和时间，散步也会有一定的减肥效果。有报道称，站着都有一定的减肥效果；每天站 6 小时，一年可减掉 5 磅（约 2.25 千克）。

专家对于散步对锻炼的作用大小，意见不一。有的专家认为：步行当然比不运动好，但为了最大限度地提高健康效益，应该定期结合进行有氧运动（跑步、骑自行车、游泳）和力量运动（举重或体重锻炼）。但也有专家认为：身体活动有广泛的健康益处，比如降低心脏病、超重和肥胖、2 型糖尿病、抑郁和焦虑、骨质疏松症和许多癌症。以中等速度（5 千米/小时）步行就能大体上获得这些好处。每天散步半小时左右，能使很多慢性病风险降低 30%～40%。有证据表明散步可以控制体重，并降低患心脏病、中风、糖尿病、骨质疏松症、关节炎和抑郁病的风险。有研究称，那些走得快的人健康作用更大，早死的风险更低。走得越快，对长期健康越好，尤其是对上了年纪的人而言。走路速度高于慢速以上，会降低心血管疾病死亡的风险，如心脏病或中风。与慢走者相比，普通速度的步行者早死风险降低了 20％，而死于心脏病或中风的风险降低了 24％。

有效的减肥运动，要求一定的运动强度，以消耗脂肪。要了解脂肪燃烧情况，可以通过测算心率来进行。持续运动时，心率持续维持在自己 65％～70％最大心率范围，是身体利用脂肪供能的最佳心率范围。计算最大心率的简便公式为 220 减去自己的年龄即可。将心率维持在最大心率的 65％～70％，持续运动 30～60 分钟，才能有效地减脂。

另外，国外提出一种非常实用的测量步行强度的方法。就是根据每分钟的步数，来确定步行的中等强度和剧烈强度。对于 21～40 岁的成年人来说，每分钟步行 100 步是中等强度的，而剧烈的步行则是每分钟 130 步。这就不需要依靠运动装置或复杂的耗氧量或心率计算。

一般而言，每天慢走或轻松散步一个小时，或一天步行累积 1 万步虽然对身体健康有好处（有研究称，每天走 7 500 步健康益处才最大），但对减肥收效甚微。每天快步走或跑步 30 分钟以上才会有一定的减肥效果。

（四）快速减肥的运动形式

研究表明，高强度间歇训练（high‐intensity interval training，HIIT）是最有效的燃烧热量和促进新陈代谢的方法。20 分钟的 HIIT 比 1 小时的中等强度活动更有效，而且即使在 HIIT 之后也会增加身体的耗氧量和燃烧脂肪。HIIT 需要在短时间内将心率提高到最大心率的 85％ 左右。HIIT 的 10 个形式包括：跳绳、波比运动（burpees）、负重跑步（weighted run）、跳箱（box jumps）、高提膝短跑或高抬腿训练（high‐knee sprints）、杰克跳跃或开并腿跳（jumping jacks）、下蹲转体跳跃（squat twist‐jumps）、平板支撑（planks）、楼梯冲刺（stair sprints）和登山者运动（mountain climbers）等。

塔巴塔（Tabata）训练是日本科学家 Izumi Tabata 博士和东京国立健身运动研究所（National Institute of Fitness and Sports in Tokyo）的一个研究小组提出的，它是一种高强度间歇锻炼形式。每轮 20 秒全力以赴锻炼，然后 10 秒休息，重复 8 轮，持续至少 4 分钟。锻炼形式可以是平板支撑、俯卧撑、深蹲、跳跃、跳绳动作、开合跳、伸展动作、弓步跨步、引体向上等几种动作的组合。与传统的 60 分钟有氧运动相比，只做 4 分钟塔巴塔训练可以显著提高有氧运动能力、无氧运动能力（无氧训练的最大好处之一是在锻炼后 24 小时内仍持续燃烧脂肪）、最大摄氧量、静息代谢率，并能燃烧更多的脂肪。4 分钟的塔巴塔比 1 小时的跑步机上的健身效果还要好，在减脂的同时增加肌肉，但对多数人来说可能太激烈了。

最新的一项调查表明，定期慢跑（regular jogging）是最有效的减肥运动方式。此外，登山、步行、快步走（power walking）、某些类型的舞蹈（如狐步舞和华尔兹）和长时间的瑜伽练习也是较为有效的减肥运动方式。但令人惊讶的是，骑自行车、伸展运动（stretching exercises）、游泳和热舞革命（Dance Dance Revolution）在减肥方面似乎效果不佳。由此可见，跑步是一种最简单、最不花钱、最不依赖器械，却是最有效的减肥运动形式。

（五）如何在减肥的同时增加肌肉？

增加肌肉，不仅有助于提高基础代谢，使减肥更容易，而且，肌肉还可以增加你的力量、降低受伤的风险，对身材形象也有正面影响。但是，减肥时的低热量饮食也减少了人体合成新肌肉蛋白所必需的细胞内信号转导，因此，节食时肌肉组织对饮食中的蛋白质可能不太敏感。

怎么能在减肥的同时锻炼肌肉呢？

首先，蛋白质是肌肉的组成部分，有助于形成和修复组织，因此，你必须吃足够的蛋白质来获得肌肉。针对同时进行饮食减肥和锻炼的男性研究表明，连续 4 周食用高蛋白、低热量饮食的男性，他们的脂肪减少了 10.56 磅，而肌肉却增加了 2.64 磅。那些食用热量相同但蛋白质较少的饮食的人，只减掉了 7.7 磅的脂肪，增加了不到 0.25 磅的肌肉。为了在减肥的同时增加肌肉，每千克体重摄入 2.3～3.1 克蛋白质（每磅体重摄入 1.09～1.41 克蛋白质）。此外，这种蛋白质摄入量应该在一天中均匀分布。也就是说，一般每顿饭要加入至少 25～30 克的蛋白质，素食者甚至需要更多一点。另有资料推荐每千克体重需要摄入 1.2～1.8 克蛋白质。体重 180 磅（约 81.6 千克）每天应该摄入 98～147 克蛋白质。要确保这种蛋白质来自鱼类、家禽、豆类和大豆等，而不是牛排、香肠或熏肉。

当然，力量训练对维持和生长肌肉至关重要，而且也有助于减少腹部脂肪。研究表明，那些进行力量训练的人在 12 年内积累的腹部脂肪（同时增加肌肉）比那些花同样时间进行有氧运动的人少。因此，建议每周至少3次以上的力量训练或肌肉锻炼。多数人在健身房进行力量训练时，只考虑重量和重复次数，而不注意运动速度。为了获得最佳的力量训练效果，速度也应该提高。力量训练时，选择恰当的负重物，其重量不太容易提拉，也不至于太重无法提拉。做3组运动，每组6～8次重复动作；每组之间休息20秒，以充分补充肌肉中的能量。注意循序渐进，从每组6次重复开始，当练习变得容易时，试着增加到8次。如果能轻易完成，就再增加重量，再从每组6次重复开始这个过程。锻炼的同时，也要注意给特定的肌肉群休息1～2天，然后再次进行力量训练。比如，周一进行一次激烈的下半身力量训练，周二进行上半身力量训练。等到周三再进行下半身力量训练。

其次，要控制减肥速度。有研究表明，当人们食用极低热量的饮食减肥时，他们减掉的18％的体重来自肌肉。当人们坚持更温和的方法时，7.7％的体重来自肌肉。也就是说，快速减肥引起的体重的急剧下降往往不仅是由于脂肪的减少，还包括肌肉的减少。因此，缓慢减肥可能更好。

再次，为了使脂肪减少和肌肉增长最大化，最好集中在高强度的间歇运动上，比如在跑步机、椭圆机或自行车上重复冲刺。这些锻炼在锻炼肌肉的同时会燃烧脂肪，而低到中等强度的稳态有氧运动会燃烧肌肉和脂肪。

同时，还要了解到，减肥的同时增加肌肉，开始时还比较容易，到了后面就会变得越来越困难，因此，要有足够的耐心。

（六）性生活能帮助减肥吗？性生活会导致体重增加吗？

性生活是一种相当活跃的身体活动，因此有疑问：性生活能帮助减肥吗？

据研究，在进行性生活中男性每分钟燃烧 4.2 卡路里，而女性每分钟燃烧 3.1 卡路里。在一次性生活中，男人平均消耗 101 卡路里，女人平均消耗 69 卡路里。这意味着性爱的平均强度高于步行，但低于慢跑，算是中等强度运动（如打网球或骑自行车）。但是，由于性爱持续时间长短不同和强度高低不同，性生活中燃烧的卡路里变化范围很大。男性在 13～306 卡路里，女性在

11.6～164 卡路里。与之相对照的是，在跑步机上进行
30 分钟中等强度运动，男性消耗 149～390 卡路里，而
女性则消耗 120～381 卡路里。

　　性生活可以使心跳提高到有氧活动水平。如果性生
活在 30 分钟内平均燃烧 200 卡路里，那么要进行 17.5
次性行为才能减掉 1 磅（约 0.45 千克），而如果每次性
生活平均消耗 100 卡路里，那么需要进行 35 次性行为
才能减掉 1 磅（减轻 1 磅体重需要燃烧大约 3 500 卡路
里）。性行为除了或多或少燃烧卡路里外，还具有别的
效应。性生活可以减少对食物的渴望，刺激体内控制食
欲的化学物质，并使人摄入更少的卡路里。性高潮会使
身体释放催产素，这是一种促进放松、止痛和情感联系
的化学物质。性行为因而也有助于睡眠，而充足的睡眠
对于运动后的身体恢复和降低可能导致体重增加的压力
荷尔蒙也很重要。

　　但是，性生活中燃烧的卡路里数量随时间长短和强
度而变化，且心率和血压的最大增加只发生在性高潮时
约 15 秒内。多数情况下一次性生活只燃烧 85～100 卡
路里。因此，一周一次不可能对你的腰围有多大影响。

　　印度的一位研究人员发表了一篇研究论文，指出一

种激素称为催乳素（prolactin），其水平升高可能导致体重增加。虽然性生活后催乳素水平立即升高，但从未证实性生活会导致体重增加。此外，其他研究人员认为，催乳素的短暂升高不会使体重增加。

六、科学减肥法

（一）成功减肥的人有哪些性格特质?

研究发现，某些性格特质是人们能够达到目标的原因。以下是在成功减肥的人身上发现的个性特征，这些特点使他们成为人生赢家。

1. 做事适度

一切都要适度。他们的饮食和锻炼计划贴合现实。他们不急于求成，不希望看到快速减肥结果。虽然绝大多数减肥方法承诺能够快速减肥，但实际上每周最多也就能减 0.5～1 千克。事实上，减肥也不宜过快，如果 1 周内减 0.5 千克（0.5 千克脂肪约 3 500 卡路里），意味着每天要消耗 500 卡路里。做事适度的人会制订现实的减肥计划，因为不现实的减肥计划难以坚持。他们会根据实际情况对自己的减肥计划进行变通或调整，不会对自己喜欢的食物完全限制或禁绝，同时也避免摄入极低热量的食物。如果你继续允许吃自己喜欢的食物，同时保持健康的饮食和锻炼习惯，你的压力会更小，更有可能坚持下去，达到减肥目标。国外有人提出 90/10 减肥计划，也就是每天 80%～90% 的热量由营养健康食品提供，另外 10%～20% 的热量由自己最爱吃的食物提供。这样既能控制热量摄入，又能满足嗜欲，从而有利于将减肥计划能坚持下去。

2. 对饮食保持自觉自制

通常更自觉的人更容易减肥。他们约束自己做出更健康的选择，比如选择全自然食品而不是加工食品。他们不情绪化饮食，也不会因为食物色香味诱人就过量地吃。他们购买食物或零食时，会仔细阅读食物成分标签，选择健康的、低热量的食物。他们吃饭不会超量，即使吃零食也会将零食的热量纳入当天摄入的总热量。对于 60 千克体重的人，人体正常每天至少需要摄取 1 500 卡的热量。如果不做运动，吃得太多，就会将能量转化为脂肪。

两种荷尔蒙，瘦素（leptin）和饥饿激素（ghrelin）在体重减轻的情况下会触发身体吃东西，但有人在面对这类信号时，能够保持他们的自我调节。新的研究表明，体重控制在很大程度上取决于大脑中与自我控制和自我调节有关区域的活动。大脑的这个区域有能力考虑长期的信息，比如对健康的渴望，来控制眼前的欲望。减肥成功与大脑活动的自我控制区有关。那些在减肥方面取得最大成就的人显示出在与自我控制相关的外侧前额皮质的大脑区域有更多的活动。也就是说，减肥效果最好的人，有更好的自制力。

对于自制力差的人，可利用朋友或网络来督促自己实施减肥计划。例如，澳大利亚的一个叫 Josephine Desgrand 的女生在 Instagram 记录自己的减肥历程，在短短 11 个月后减掉她一半体重后，很快成为一个健身偶像。在高中时因肥胖而被人欺负，因此她决定减肥。她把腰围扩大归咎于缺乏锻炼和过量饮食。她的主要经验是从饮食中减少糖，并减少碳水化合物的摄入量。

3. 对身体形象保持正面看法

研究反复发现，不喜欢自己身体的人不太可能减肥成功。采取措施改善你的身体形象，可以帮助你减肥并保持下去。学会欣赏自己的身体，不要随便与别人（如模特）相比。那些在减肥过程中对身体形象保持积极看法的人更有可能成功。当人们希望减肥使身体苗条时，如果他们不能很快看到减肥效果，就可能失去减肥的理由和动力，从而陷于失败的境地。如果清楚肥胖是"健康杀手"，出于自己的健康愿望，而不是外在的压力，更容易减肥成功。

4. 被自己的选择所激励

被自己的选择所激励的人更容易成功减肥。减肥的理由有千万条，比如为了健康、为了好的身材、为了能穿漂亮的衣服等，但要时刻提醒自己最关心的那个减肥理由。如果每个人清楚健康饮食和运动习惯的好处，他们就能够坚持不懈地努力。

5. 充满信心

有积极期望并对实现目标的能力充满信心的人往往减肥更容易成功。对一些人来说，减肥目标似乎遥不可及，难以达到。然而，那些对自己的目标有信心的人更容易坚持到底。如果忽视了自己的目标，就很容易放弃，记住目标肯定会帮助你更进一步。可多想象自己将来减肥成功后带来的变化，积极地思考和谈论你的减肥目标，但是要确保是现实的目标，并且集中精力在你必须采取的步骤上。

最好将减肥的长远目标分解成小目标，当达到自己的阶段性目标时，自己减肥的信心会更足。如果能在社交圈中分享自己的减肥成就或与朋友相互监督，对某些减肥者而言可能更容易坚定自己的减肥信心。

减肥不容易有其生理学基础，就是一旦我们通过减少热量而减少了一部分体重，我们的身体就会努力保护我们的"原始"体重，一部分是通过减少新陈代谢和增加食欲。这会使我们重新获得我们已经失去的体重。因此，减肥要有足够的信心。

6. 在意目标，也在意过程

那些能够通过跟踪自己的进展、监控自己减肥过程的人会更容易成功。他们定期追踪他们的饮食、体力活动和体重。看到自己取得的具体进展，可以激励自己继续前进，取得更大的进步。不必过分和频繁地关注体重数字，但至少要了解体重变化的大致范围，以便及时采取纠正措施。目前，已有多款自我监控的智能手机健身应用程序和可穿戴技术来帮助跟踪每日运动水平。

7. 内向的人可能减肥更成功

内向者在减肥方面更为成功。越外向的人，他们在吃的方面可能越不健康。这可能是因为外向的人倾向于外出吃饭，通过吃饭进行社交活动。餐馆的饭菜既可口又热量高，社交应酬免不了多吃多喝，因此外出吃饭太多不利于减肥。

8. 压力小的人更容易减肥成功

当一个人的感到有较大的压力（因工作、生活或限制性饮食产生的压力）、焦虑、睡眠不足时，任何类型的饮食都很难减肥。因为如果激素皮质醇水平激增，会使身体脱离脂肪燃烧状态，从而使身体中的脂肪和水分得到保持。因此，要在选择健康食物之外，还要睡好，多参加有利于放松的活动，如锻炼、读好书、洗澡或看电影等。

（二）减肥难易，男女有别

乌普萨拉大学最近的一项研究发现，基因影响脂肪在体内的储存位置。无论你把脂肪储存在躯干周围还是身体的其他部位，都受到遗传因素的高度影响，这种影响主要存在于女性身上，在男性身上的影响要小得多。女性和男性储存脂肪的方式不同：女性更容易将脂肪储存在臀部和腿部，而男性则更容易将脂肪堆积在腹部周围。储存在躯干中的脂肪与疾病风险增加有关。男性比女性有更多的腹部脂肪，这可能是男性心血管疾病患病率较高的原因。

另一项研究显示，女性将脂肪沉积在皮下（正好在皮肤下面），而男性将脂肪积累得更深，在体内的内脏区域，这可能会影响内脏器官。女性通常会在臀部堆积，形成梨形外观。男性脂肪倾向于在腹部周围堆积，形成苹果形状。女性的"梨形"肥胖比男性的"苹果形"肥胖相对而言更健康些。对于不同肥胖类型的女性而言，"梨形"身材比"苹果形"身材更健康。也就是说，女性的"躯干脂肪"越多，动脉粥样硬化或动脉硬化的发生率就越高，而腿部脂肪越多，这类冠状动脉疾病的风险就越低。躯干脂肪水平相对较高与各种代谢紊乱有关，包括胰岛素水平升高、全身炎症和胆固醇水平异常；具有"象腿或大粗腿"但腰细（也就是"梨形"身材）的女人则并非如此。

研究证实男性减肥比女性更容易。据研究，在采取低热量饮食 2 个月后，男性平均减掉 26 磅（约 11.79千克），而女性仅下降 22 磅（约 9.98 千克）。这是因为低热量饮食会导致男女代谢不同，男性体重下降显著多于女性。此外，男性减肥时倾向于减少的是内脏脂肪，而女性减肥时通常减少的是皮下脂肪。

（三）为什么肥胖的人不容易减肥？

很多人不愿意正视肥胖问题，或者不以为意。一项研究发现，肥胖的人往往没有意识到（或承认）他们有问题，只有 10％ 的肥胖者承认他们是肥胖的。还有人自我安慰说："胖不等于有病。虽然我胖，但我健康。"从代谢角度来说，不是所有肥胖者都会并发代谢综合征。从肝内甘油三酯和胰岛素敏感度而言，肥胖有代谢正常肥胖（metabolically normal obese，MNO）和代谢异常肥胖（metabolically abnormal obese，MAO）之分，但是代谢正常肥胖也不是就可以高枕无忧，因为代谢正常肥胖者容易转变为代谢异常表型，而且同样受一般肥胖导致的疾病的困扰。

研究发现，超重和肥胖的人对饮食和锻炼的看法与正常体重的人相比，也有着截然不同的看法。也就是说，在选择吃什么时，味觉感受（好吃不好吃）是他们的首要考虑因素，很少检查食物的营养标签。他们的饮食往往更冲动和情绪化。另一方面，他们比正常体重的人更不会参加体育运动。

研究表明，体重增加可以降低人们对食物味道的敏感度。另一项研究表明，由肥胖导致的炎症实际上降低了小鼠的舌头味蕾的数量。因此，某种程度上讲，胖人能吃是因为肥胖钝化了他们的味觉。

基础（或静息）代谢代表休息时身体所需的卡路里总数，是指身体中所有细胞生存和功能所需的卡路里总数，比如支持重要器官、肌肉和脂肪组织的基本功能，以及分解食物所需的能量。身体越大、越重的人，燃烧的卡路里就越多。这一生物学事实也解释了为什么在最初减掉了 10～20 磅的体重之后，就很难继续减重。因为在较低的体重下，燃烧的卡路里更少。基础代谢或静息代谢与体重直接相关。但是其他因素也有影响，包括身体组成或肌肉和脂肪的数量也有关系。虽然肌肉和脂肪燃烧的卡路里的确切数量在个体中是相当不稳定的，但脂肪在新陈代谢上并不活跃，这意味着保持脂肪组织的活力所需的卡路里非常少。每天每磅脂肪组织消耗 1～2 卡路里，而每天每磅肌肉通常消耗 5～13 卡路里。与相同体重的普通人相比，肌肉发达的运动员会有更高的新陈代谢。与同体重的正常人相比，肥胖者的基础代谢或静息代谢较小，因此减肥也比较困难。与肥胖者相比，那些天生苗条的人脂肪细胞不仅更小，也更活跃

（燃烧能量的方式不同于肥胖者）。

虽然我们无法控制影响新陈代谢的遗传因素，但是通过日常体力活动和体育运动所消耗的热量可以占新陈代谢需求的 15%～30%。

（四）乱吃减肥药不科学

用减肥药减肥对多数人而言是不必要的，也是不健康的。每周的减肥量不应超过 1～2 磅（0.45～0.91 千克），但减肥药广告会吹嘘说，服用减肥药可以帮助一个人每周减肥 10 磅（4.5 千克）。没有比健康的生活方式（包括均衡的饮食和锻炼）更好的减肥方法。

最著名的减肥药有如下 5 种，但都有不可忽视的副作用。

①西布曲明（sibutramine）。西布曲明以 Reductil 和 Sibutrex 名义销售，研究表明，西布曲明可以提高心率和血压。其他副作用包括：头痛、口干、恶心、胃部不适、头晕、失眠、烦躁不安、精神错乱、抑郁、自杀倾向和某些情况下的猝死。尽管该药品已被禁止使用，但仍发现数十种减肥药含有未公开的西布曲明。

②克伦特罗（Clenbuterol）。克伦特罗简称为克伦（Clen），也被称为"瘦肉精"，以 Spiropent 和 Ventipulmin 的名义销售。常被用于治疗因呼吸道感染或哮喘而出现呼吸问题的马。在被国际奥林匹克委员会禁用之前，健美运动员把它当做一种提高成绩的药物。克伦特罗的副作用包括：胸痛、心律失常（以及许多其他心脏问题）、腹泻、甲状腺功能亢进、恶心、紧张、肌肉震颤、头痛和危险的高血压或低血压。在过去的 10 年里，因动物被喂以瘦肉精而发生食物中毒事件多起。

③麻黄碱（Ephedrine）。麻黄碱是麻黄（ephedra）中的有效成分。麻黄碱最初用于古代中医治疗哮喘和其他呼吸问题，目前被用作兴奋剂和食欲抑制剂。副作用包括：中风、心脏病发作、心律失常、头晕、恶心、震颤、焦虑、口干和失眠等，因此不应作为饮食或减肥补充剂。2005 年，美国食品和药物管理局禁止麻黄碱作为减肥药或补充剂销售。

④二硝基酚（Dinitrophenol，DNP）。20 世纪 30 年代初二硝基酚被用作炸药和化学杀虫剂。其副作用会导致人体过热，从而大量出汗、皮肤损伤、呼吸短促和白内障，有时嘴唇还会流血。1939 年该药物被美国食

品和药物管理局宣布禁用。

⑤芬芬（Fen Phen）。芬芬在 20 世纪 90 年代初推出，成为流行的减肥药物，其名字来源于它所含的两种物质：芬氟拉明（Fenfluramine）和芬特明（Phentermine）。芬氟拉明是一种抑制食欲的药物，芬特明也是一种食欲抑制剂，是一种安非他明（amphetamine）。有许多副作用，例如，发生并发症如瓣膜性心脏病和肺动脉高压或肺动脉压力增加，最终会导致心力衰竭。1997 年被美国食品和药物管理局宣布禁用。

五花八门的减肥药（也包括减肥糖丸、减肥茶等产品），多数都是通过干扰人体正常生理活动来降体重的，因此有不可忽视的副作用。有的减肥药是添加泻药成分，如蒽醌类物质（大黄素等），滥用伤肝，并可导致胃肠道功能紊乱、电解质失调而脱水、厌食等，甚至会出现结肠黑变病、肿瘤等。有的减肥药添加利尿剂成分，通过促进肾脏排尿而排除体内多余水分，这会导致身体脱水和电解质不平衡，使人疲倦、眩晕、口干、肌肉无力、发麻等。上述通过腹泻或促进排尿等作用的减肥药，实质上只是将大量的水分排出体内，与其说是减重或减肥，不如说是减水。一旦停用，正常喝水进食，体重就迅速反弹。此外，有的减肥药成分是影响神经间质传递，抑制食欲，如包含上述禁药成分安非拉酮、西布曲明等。还有的减肥药添加甲状腺激素，希望增强代谢和能量消耗来达到减肥目的，但大量服用会导致甲亢，且停用后体重会反弹，其副作用是会让人精神紧张、兴奋、血压上升、心悸等，给心血管系统带来隐性伤害。有的减肥药添加降血糖药成分二甲双胍，这对于单纯肥胖并无确切的减重作用，还可能产生恶心干呕、腹胀、腹痛、腹泻、消化不良等不良反应。

即使是批准的非处方减肥药物奥利司他，也有其适用人群和副作用。奥利司他原是一种胃肠道脂肪酶抑制剂，主要作用于胃肠系统的胃脂肪酶和胰脂肪酶，阻断正常的人体脂肪酶对脂肪的分解吸收，从而减少热量摄入，控制体重增加。奥利司他大约可以减少膳食脂肪摄入总量的30%。使用时最好同时降低热量摄入、限制脂肪饮食以及适当地锻炼。它不适用于体重指数＜24的人群及甲状腺功能降低引起的肥胖患者，还会有腹胀腹泻、头痛疲劳、月经失调等副作用，甚至会造成严重肝损伤，降低人体吸收脂溶性维生素，所以建议服药的同时补充维生素 A、维生素 D、维生素 E 等。其实，其作用是影响人体脂肪酶对脂肪的分解吸收，因此，限制脂肪摄入可达到同样的功效。"是药三分毒"，几乎所有的药物都有一定的副作用，而绝大多数人肥胖仅仅是因为摄入能量太多而运动太少所致，并没有必要去使用减肥药物伤害自己。

不仅是药物减肥有损健康，根据对减重手术如何影响妊娠的最全面评估结果，接受过减肥手术的妇女在怀孕期间出现并发症的风险似乎更高，而且她们的婴儿似乎更容易早产、小于胎龄、先天性畸形并需送入重症监护室。

减肥需要改变原来不健康的生活方式，但是有些人尽管改变了饮食、运动和睡眠习惯，仍不能减肥，并且排除了其他可能的原因，比如甲状腺功能减退或库欣综合征等，那么也许可以通过寻求医生帮助，采用药物或手术治疗来加以减肥。

（五）减肥的时机

下决心减肥并且能持续下来的人才能减肥成功，但是往往人们下不了决心，或者下了决心但坚持不下来。决心锻炼是一个很好的开始，但研究表明，有锻炼的意图和实际锻炼之间有 46％的差距。减肥对许多人来说是一个很大的动机，但这不应该是定期锻炼的唯一动机。经常锻炼可以降低你死于任何原因的总风险，除了降低患心脏病、中风、高血压、某些类型的癌症、痴呆、糖尿病和骨质疏松症的风险外，运动甚至可以减少焦虑和抑郁的症状。定期的运动可以帮助你保持健康的体重、提高能量水平、改善糖尿病或糖尿病前期的血糖控制（即使你没有减肥），改善大脑功能和改善睡眠。关注与体重无关但对健康有意义的锻炼益处，可以帮助坚持锻炼，以及对减肥结果有更现实的期望。

减肥的时机十分重要。有的人是在日常生活中突然不能接受自己的肥胖的形象时，开始减肥的；有的人是在失恋而遭受感情折磨时，开始减肥的；也有的中老年人身体出了不适后，或体检出现不良信号后，决心减肥。例如，曾有朋友因体检出脂肪肝后，决心减肥，从此不再开车上下班，改为步行，同时配合饮食调整，半年之后，立即见效，不仅脂肪肝信号消除，体重也降了不少；也有朋友从部队转业后运动减少，肚子迅速鼓了起来。多次减肥未能成功，有一次查出了脂肪肝后，才真正下决心减肥，其减肥以运动为主，上下班跑步。单位离家有 10 多里路，每天相当于跑半个马拉松。几个月下来就见效了。

（六）减肥公式

有几种不同的公式来估计身体的热量需求。所有这些公式都是基于能量平衡的原则：一天中饮食所提供的能量与消耗的能量持平时，体重就得到保持。当能量摄入低于能量消耗时，体重就会下降；当能量摄入高于能量消耗时，体重就会增加。

许多不同的因素会影响一个人的能量消耗，如年龄、性别、身高、体重和运动水平。能量消耗主要是静息能量消耗、体力活动能量消耗和消化食物的代谢消耗3 个方面。

静息代谢率或基础代谢率是指静止不动的时候人体所消耗的能量，也就是维持生命和保持心脏、肺、脑、肝和肾功能正常所必需的能量。北美地区，人的平均静息能量消耗约占每日总能量消耗的 60％～75％。此外，大约 25％的能量消耗是通过体力活动，而通过消化食物的代谢过程消耗大约为 10％。

每天应该摄入的食物量将取决于你个人的能量需求，包括你的个人体重目标，你的身高、体重、年龄、性别和活动水平等因素。减肥主要取决于热量摄入和能量消耗；减少能量摄入是一方面，增加静息能量消耗和体力活动的能量消耗是另一方面。减少能量摄入可通过调节饮食来实现。增加能量消耗则需要通过体力活动和饮食选择两方面来努力。要注意的是，消耗饮食增加的热量所需的运动量是巨大的。一块蛋糕约含 500 卡路里，要快走近 2 小时才能燃烧掉它给身体所增加的热量。这也解释了为什么饮食对减肥通常比运动更重要。

人的静息能量消耗或基础代谢率越高，越容易减肥。静息能量消耗越低，能量就越容易堆积在体内形成脂肪。当脂肪越多，肌肉越少时，静息能量消耗就越低，并形成恶性循环。由于静息能量消耗主要取决于人的肌肉数量和质量。肌肉是帮助身体脂肪燃烧的重要物质，身体中肌肉比例越多，静息能量消耗就越多。因此，一方面要进行体力活动，最好方式是跑步，同时还要进行器械锻炼进行增肌；另一方面，在饮食方面，不要通过单纯节食减肥，因为单纯节食会减少肌肉，久而久之形成所谓易胖体质。在运动的同时要补充蛋白质，以增加肌肉，提高静息能量消耗。因为蛋白质是肌肉的组成部分，有助于形成和修复肌肉组织，所以必须摄入足够的蛋白质。

（七）如何进行科学减肥？

绝大多数人肥胖和超重是由于不健康的生活方式所致，因此，科学减肥的实质并非单纯将体重降下来，而要回归到健康的生活方式上。因此，凡是简单的降体重的方法，都不是科学的减肥方法。因为食物、锻炼和睡眠这3件事对减肥可持续性至关重要，因此，减肥就是要改变生活方式的这3个方面。总体来说，减肥要加快代谢。吃的方面，要多吃高蛋白质、纤维类食品；动的方面，要多体育锻炼；休息方面，睡眠要充足，睡眠质量要高。

世界卫生组织建议，降重或减肥时，限制从糖和脂肪（或油）中摄取能量；增加水果和蔬菜以及豆类、全谷物和坚果的消费；另外，进行有规律的体育活动。最科学的减肥方法就是合理饮食、科学运动，也就是俗称的"少吃多动"或"管住嘴、迈开腿"。但是这往往是一种过于简单化的理解。

1. 改善饮食结构

简单地说，就是缩减主食，但蛋白质要足够；少吃油炸类食品、甜食，也减少酒精和含糖饮料的饮用。减肥最主要的是调整饮食结构，降低热量摄入。一般每天需要摄取1 200千卡的能量。如果摄入能量太多，就会增重或肥胖；如果太少，又会失去肌肉。在控制能量摄入方面，主要是通过调整饮食结构，限制摄入的含碳水化合物（淀粉）或糖的主食（大米或面食），但含植物和动物蛋白的瘦肉、鱼、蛋、黄豆制品可适当进食。甜味食品如蛋糕、冰淇淋、饼干及含糖饮料等所含能量较高，且易上瘾，不利于减肥。经过高度加工、高度精制的碳水化合物如各种淀粉和加工食品也不宜多食用。因为这些东西在加工过程中被去除了纤维、维生素与矿物质，因此在体内分解得很快，摄入后会易使血糖迅速地升高。

《中国居民膳食指南（2016）》指出："每天食物的进食量油脂类不超过25克，摄入谷薯类食物250～400克，其中全谷物和杂豆类50～150克，薯类50～100克；餐餐有蔬菜，保证每天摄入300～500克蔬菜，深色蔬菜应占1/2；天天吃水果，保证每天摄入200～350克新鲜水果，果汁不能代替鲜果。"在持续锻炼的同时，注意日常饮食平衡、健康，才能科学减肥。

2. 多吃纤维类食物、多喝水

纤维类食物可用来补充维生素、矿物质，并包含抵御疾病的抗氧化剂。纤维类食物一方面由于纤维本身大体上是不可消化的碳水化合物，因此不提供热量，且有助于增加饱腹感，抑制不健康的食欲，降低坏的胆固醇。另外，它也有改善消化、清理肠道、预防饮食相关癌症的作用。最新的研究表明，纤维还对胃肠道微生物有利，从而间接地对焦虑、抑郁、失眠、注意力问题、痴呆、2 型糖尿病等健康问题有积极影响。但一般饮食中纤维含量是不足的。美国食品和药物管理局（FDA）宣称，美国人每天 2 000 卡路里的饮食，应该包含 28 克纤维。美国食品和药物管理局最近的一份报告说，美国女性平均每天只摄入 15 克纤维，而成年男性平均每天只摄入 19 克以下的纤维。高纤维食物包括许多水果和蔬菜、豆类，以及全谷物产品。一些零食如爆米花和坚果（如开心果、杏仁、向日葵种子和南瓜种子）也是高纤维的。虽然苹果、橙子和香蕉的纤维含量很高，但木瓜和芒果等是更好的来源。深色蔬菜通常比浅色蔬菜提供更好的纤维来源。

3. 餐后食用一定量的新鲜水果和坚果

如前所述，水果虽然可为人体补充维生素、矿物质、抗氧化剂和纤维，但有些水果含有较多的天然糖。坚果可为身体提供必需的维生素、有利健康的矿物质和健康的植物脂类，但一些坚果中所含的脂类较多。水果和坚果过量仍有增重和肥胖的风险。

4. 改变不健康的饮食习惯

在饮食习惯方面，忌暴饮暴食；宜减慢进餐速度，尽量细嚼慢咽，使小肠能够慢慢地吸收营养，这样血糖值不会很快上升。另外，餐前喝汤有利于抑制食欲。晚餐尽可能早吃，给晚饭以足够的消耗时间，有利于减肥。因为对超重男性的一项研究表明，下午3时后不吃任何东西，可减少食欲，降低血压，并可预防糖尿病。一般情况下，下午6时后不吃碳水化合物是比较健康的饮食习惯。

5. 要保证充足的睡眠

由于睡眠会影响饥饿和饱腹激素，经常熬夜的人，不仅不利于健康，还可能破坏内分泌平衡，不利于控制饮食和保持健康的饮食习惯，因而会导致体重增加。睡眠对减肥至关重要。有很多减肥者的饮食和运动习惯都很好，但他们没有意识到睡眠不足真的会破坏他们的减肥目标。如果一直感觉很累，整天喝咖啡，很可能就是缺乏睡眠。而睡眠越少，体重就会越重。

一般健康人需要 8 小时睡眠，但如果要有 8 小时的有效睡眠量，你需要在床上睡 8.5 个小时。如果你在床上睡 8 个小时，实际上只能真正睡 7.2 个小时。

根据美国国家睡眠基金会的研究，蓝光影响褪黑激素（睡眠激素）释放。晚上过多使用笔记本电脑或智能手机对睡眠也有影响，因为这些装置发出明亮的蓝光，而蓝光使我们的大脑在早晨变得活跃和警觉，所以在睡前两小时内看电视或使用电子设备可能会影响到睡眠，要尽可能避免入睡前使用电脑或智能手机等电子设备。此外，睡前饮酒对睡眠没有好处，因为这会大大降低晚上的休息质量。

为改善睡眠，建议白天适当运动，晚饭不要吃得过饱，睡前不吃东西，少喝茶和咖啡等刺激性饮品，睡前不紧张工作或学习，睡前不玩手机，不玩令人兴奋的游戏，不进行影响心情的通话，不看令人激动的电视剧。此外，改善睡眠环境，使卧室轻松、舒适、凉爽、安静、黑暗，有助于保证睡眠质量。睡前 1～2 小时洗热水澡也有助于加快入睡和提高睡眠质量。

6. 每天坚持运动健身

最后也是最重要的，尽可能不要久坐不动，每天坚持运动健身。减肥运动不要急于求成，重在养成习惯，重在长期坚持。每天不少于 30 分钟有氧运动对于分解体内的脂肪是必需的，此外，辅以一定量的无氧运动，以增强骨骼肌。注意事项如下：①选择个人合适的运动时间，自己每天最方便的时间段便于养成习惯；②因地制宜，选择最适合自己的运动场所；③不要饭后立即运动，也不要睡前运动；④运动前要热身，活动关节，避免受伤；⑤运动量循序渐进，不要超量。

总之，没有必要进行单纯的节食减肥或根据各种流行的时尚减肥，均衡、健康但热量较少的饮食，与定期的运动健身（主要是有氧运动）相结合，就是最科学的减肥法。

💓 附录　个人减肥经历和感受

一、减肥经历

由于工作繁忙、缺乏锻炼，再加上不良的饮食结构和习惯，身体变得臃肿、大腹便便，最糟糕的时候，弯腰或下蹲都有点困难。虽然曾多次试图运动减肥，但都因未能坚持而失败。

为了摆脱中年"油腻男"形象和当时低落的情绪，2017年岁末决定寒假减肥。主要进行户外运动，同时调整饮食。

开始跑不动，就步行。最开始每天下午步行1小时左右，然后增加到2～3小时，从家里可以走到海口市内的各个主要地点。开学后，没有时间步行，就在每天晚上饭后1.5～2小时跑步约40分钟。同样最开始只跑15分钟，然后增加到30分钟，再稳定到40分钟。白天不定时用哑铃锻炼一下肌肉。用于减肥的运动，就是要尽可能燃烧脂肪，低强度的运动（比如轻松散步）不解决问题，运动强度一定要达到能让自己心跳加速、喘气和出汗才行。

饮食方面，减少主食，不吃甜食，增加绿叶菜的食用量。我肥胖的饮食原因在于，主食（主要是面食）食用量大，尤其是晚饭吃得较多，每餐不觉得十分饱不罢休。原来我不喜欢吃绿叶蔬菜，吃水果和坚果也没有节制。因此，我具体的减肥饮食是：早餐量无多大变化，通常一饼、一蛋、一碗稀粥（小米或大米），然后一个香蕉和一个苹果；午餐半碗大米饭，多吃蔬菜（尤其是绿叶蔬菜）及一定量的鱼肉、瘦肉或豆腐，饭后5粒核桃或其他等量坚果，时令水果300克左右；晚饭主食最少，面条20～25克，同时煮食大量绿叶蔬菜，饭后时令水果300克左右。我早餐在7点吃，午餐在11点半之前吃，晚饭在5点半之前吃。相对面言，我吃的水果尽管有所节制，但还是相对较多，其中一部分是为了补充因主食减少的碳水化合物。在饮食调整上，要针对自己肥胖的原因，我原先饮食上主要是主食和水果吃得过多，每顿饭都吃得过饱。所以主要调整措施是减少主食，限制水果，饭只吃五分饱。

最开始减少主食后，肚子饿得咕咕叫，头昏脑涨，十分不舒服，我就多吃纤维类食物（绿叶蔬菜、水果等）增加饱腹感，同时勒紧腰带。这种肚子饿的感觉开始很不习惯，慢慢就习惯了，最后觉得吃多了反而不舒服。

坚持饮食调整和户外跑步 3 个月之后，腰围已到正常水平。

二、减肥感受

现在回头看，原来多次试图减肥为什么失败。主要原因是没有把肥胖当一回事，也就是不在意自己的身体，或者说不自爱。因此，减肥的首要任务是要认识到肥胖的危害。在我接触的人中，很多成功人士并不肥胖，说明他们很自爱，也很自制。我相信，每个人如能将肥胖当成头等心腹之患，也会一样能成功减肥。

我以前的生活观念可能是导致肥胖的关键原因。在饮食方面，吃饱喝足，食不厌精，脍不厌细，将美食、饱食当做人生的一种享受。另外，长期的案头工作，养成了好静不好动的习惯。因为工作忙，所以觉得运动浪费时间。因此，减肥首先要进行一场"观念革命"。具体来说，有以下两点：①吃饭不是为了口腹之乐，而是为了维持生命（回归饮食的原始观念）和保持健康；

②体育运动不是浪费时间，而是必要的日常活动。观念上有了变化，就容易落实在行动上。如果观念上没有变化，则行动上即使有变化也不能持续。

从某种程度上讲，减肥就是自虐，难怪很多人减不下来，坚持不了。很多人认为，饮食是一种食欲的满足和享受。但减肥就意味着不能尽情吃喝、暴饮暴食，而要有所节制。运动也不是多数人的选择。俗话说得好：站不如坐，坐不如躺。偶然运动一次容易，几十年如一日坚持就需要一定的恒心和习惯了。懒的人和馋的人从某种程度上讲，其实都是会"享乐"的人。这些人如果不改变观念，就很难减下来。但实际上，节制可使美食更美味，运动也令人心情更愉悦。

很多人因为工作忙碌或缺乏意志力或自控力，难以持续地锻炼。研究表明，建立良好的习惯可以显著地改善自我控制，使行为更加自动和轻松，而不是依赖所谓的意志力和决心。我个人的体会是，习惯在某种程度上就是一种"强迫症"，一旦制定一个切实可行的锻炼计划，就要像得了强迫症一样坚持下去。做到每天某个时刻不锻炼就感到不安和内疚才行。但是，运动要注意循序渐进，不要超量，要让运动成为快乐之源。

减肥最重要的是能看到成效，以便给自己打气。那如何来衡量减肥成效呢？我不称重，我主要看腰围。我以勒紧腰带时的腰围来观察减肥成效。我将腰带多穿若干个孔，每多勒紧一个孔的距离就能增加我的减肥信心。在勒紧腰带的同时，平时注意收腹提腹，或许有避免减肥后肌肉松弛之功效。如此3个月之后，效果就十分明显了，因为腰围已到了正常水平。为此，我信心大增，将减肥进行到底更是信心百倍。此后，很多人见面都问我怎么瘦了，我意识到，我减肥成功了。